Il Cuore dell'Infermieristica

Una Guida Completa alla Professione

Infermieri Oggi

1. **Storia dell'infermieristica**: dall'antichità ai giorni nostri.

2. **Ruolo fondamentale dell'infermiere**: descrizione delle responsabilità quotidiane.

3. **Formazione e qualifiche**: percorsi di studio e specializzazioni.

4. **Competenze tecniche**: capacità cliniche e diagnostica.

5. **Empatia e competenze interpersonali**: importanza della comunicazione e dell'empatia nel trattamento dei pazienti.

6. **Gestione dello stress**: strategie per affrontare il lavoro in situazioni di alta pressione.

7. **Etica e deontologia professionale**: confronto con dilemmi etici comuni.

8. **Salute mentale nell'infermieristica**: impatto del lavoro sugli infermieri e strategie di supporto.

9. **Innovazioni tecnologiche in campo sanitario**: impatto sulla pratica infermieristica.

10. **Infermieristica in diverse ambientazioni**: ospedale, cure domiciliari, aree di guerra, ecc.

11. **Leadership e gestione nel team sanitario**: il ruolo dell'infermiere come leader.

12. **Formazione continua e sviluppo professionale**: opportunità e obblighi.

13. **Legislazione e politiche sanitarie**: come influenzano la professione infermieristica.

14. **Case Studies**: analisi di casi reali per illustrare le sfide e le soluzioni.

15. **Relazioni interprofessionali**: collaborazione con altri professionisti della salute.

16. **Prevenzione e promozione della salute**: ruolo degli infermieri al di fuori dell'ambiente ospedaliero.

17. **Infermieristica pediatrica e geriatrica**: specificità e sfide.

18. **Diversità e inclusione in infermieristica**: affrontare le esigenze di una popolazione eterogenea.

19. **Futuro dell'infermieristica**: tendenze e previsioni.

20. **Consigli per aspiranti infermieri**: cosa aspettarsi e come prepararsi per una carriera in infermieristica.

Introduzione

- Sintesi dell'importanza della storia dell'infermieristica nella comprensione dell'evoluzione della medicina e della cura dei pazienti.

- Descrizione del cambiamento dei ruoli e delle responsabilità degli infermieri nel corso dei secoli.

Antichità

- **Civiltà Egizia**: Riferimento agli "swnw" (medici), che comprendevano anche ruoli simili agli infermieri moderni, con mansioni di assistenza e cura.

- **Grecia e Roma Antica**: L'infermieristica come parte della medicina domestica, spesso gestita da schiavi o donne della famiglia. La figura di Ippocrate e le prime forme di etica medica.

- **Asia**: L'impatto delle pratiche mediche tradizionali cinesi e indiane sulla cura e l'assistenza infermieristica.

Medioevo

- **Europa**: I monasteri e i conventi divennero i principali centri di cura durante il Medioevo. Le figure religiose, come San Benedetto e Santa Ildegarda di Bingen, hanno notevolmente influenzato l'assistenza infermieristica, integrando cura spirituale e fisica.

- **Medio Oriente**: Avicenna, un medico persiano, scrive "Il Canone della Medicina", che rimane uno standard nel mondo medico per secoli. Gli ospedali nel mondo islamico erano avanzati e disponevano di infermieri per assistere in una varietà di cure mediche.

Rinascimento

- **Rinascita dell'apprendimento e della scienza**: Con il Rinascimento, l'Europa vide un rinnovato interesse per le scienze, inclusa la medicina. Le figure come Paracelso hanno portato nuove idee sulla cura del corpo e della mente.

- **Le Scuole di Misericordia**: In Italia e in altre parti dell'Europa, si formarono le prime scuole per l'addestramento infermieristico, spesso gestite da ordini religiosi.

Rivoluzione Industriale

- **Cambiamenti sociali ed economici**: La Rivoluzione Industriale portò grandi cambiamenti sociali, che aumentarono le necessità di servizi sanitari organizzati.

- **Florence Nightingale**: Considerata la fondatrice dell'infermieristica moderna, Nightingale ha introdotto l'idea di formazione professionale per gli infermieri e ha istituito la sua famosa scuola di infermieri a St Thomas' Hospital a Londra nel 1860.

XX e XXI Secolo

- **Due Guerre Mondiali**: Le guerre hanno spinto notevoli progressi nella cura delle ferite e nella gestione delle emergenze, migliorando la formazione e la professionalizzazione degli infermieri.

- **Evoluzione del ruolo degli infermieri**: Nel XX secolo, con l'avanzamento della tecnologia medica e il miglioramento dell'accesso all'istruzione superiore, gli infermieri hanno assunto ruoli sempre più specializzati e importanti nei team di cura.

- **Infermieristica oggi**: La professione infermieristica moderna è fortemente regolamentata con rigide qualifiche professionali e si estende in molte specializzazioni, dalla pediatria alla geriatria, dalle cure intensive alla ricerca.

Conclusioni

- Riflessione sulle sfide attuali e future per la professione infermieristica.

- L'importanza dell'innovazione continua e dell'adattamento ai nuovi bisogni sanitari e tecnologici.

Questo schema offre un'ampia panoramica della storia dell'infermieristica e delle sue evoluzioni, ponendo le basi per ulteriori approfondimenti e analisi specifiche in base ai tuoi interessi o alle esigenze del tuo libro.

Esplorando la storia dell'infermieristica, possiamo tracciare le radici di questa professione vitale attraverso le epoche, evidenziando come la società abbia continuamente ridefinito il ruolo degli infermieri in risposta alle mutevoli esigenze mediche, tecnologiche e culturali.

Nell'antica Grecia, il concetto di infermieristica non era identificato con una professione specifica come oggi, ma era più un insieme di pratiche curative svolte da membri della famiglia o schiavi, spesso donne. La cura dei malati era vista come un dovere morale e un atto di pietas. Ippocrate, spesso considerato il "padre della medicina", sottolineava l'importanza dell'ambiente e della dieta nella guarigione delle malattie, principi che influenzavano indirettamente le pratiche di cura.

Durante l'Impero Romano, la cura dei malati iniziò a diventare più organizzata. Gli ospedali militari, noti come valetudinaria, erano strutture state create per curare i soldati feriti e malati, dove le pratiche infermieristiche erano eseguite sotto la supervisione di medici militari. Questi ospedali rappresentano una delle prime istanze di cura sanitaria istituzionalizzata.

Con l'avvento del Cristianesimo, l'approccio alla cura dei malati si trasformò ulteriormente. Le figure religiose come San Basilio Magno in Anatolia fondarono alcuni dei primi ospedali nel vero senso della parola, dove l'assistenza ai malati era vista come un'estensione della carità cristiana. Questi luoghi non solo offrivano cure mediche ma anche conforto spirituale, stabilendo un modello per i futuri sviluppi nell'assistenza infermieristica che avrebbe enfatizzato il benessere olistico del paziente.

Nel Medioevo, la maggior parte delle cure infermieristiche era fornita in contesti monastici. Monaci e monache nei conventi e nei monasteri studiavano le arti curative come parte delle loro pratiche religiose quotidiane, curando sia i membri della comunità religiosa sia i poveri e i pellegrini. Durante questo periodo, figure come Santa Ildegarda di Bingen scrissero dettagliatamente sulle proprietà curative delle piante e sugli aspetti della medicina preventiva, influenzando significativamente l'evoluzione della farmacologia e della pratica infermieristica.

Con l'arrivo della peste nera nel XIV secolo, l'infermieristica subì un'importante trasformazione. La vasta diffusione della malattia e la devastazione che ne seguì richiesero un approccio più sistematico e organizzato alla cura dei malati, che spesso superava le capacità delle strutture monastiche e portava alla creazione di più ospedali laici.

L'era del Rinascimento vide ulteriori progressi nella medicina e nella cura dei malati, con la riscoperta degli antichi testi greci e romani e l'introduzione del metodo scientifico nelle pratiche mediche. Durante questo periodo, la figura dell'infermiere cominciò a diventare più distinta, con la creazione delle prime corporazioni di infermieri in città come Marsiglia, che stabilivano standard per la formazione e la pratica.

L'illuminismo portò un ulteriore sviluppo della professione infermieristica, con un'enfasi crescente sull'istruzione e sulla formazione basata sulle evidenze. Durante la guerra d'indipendenza americana e le guerre napoleoniche, la necessità di infermieri formati divenne acuta, spingendo alla creazione di scuole di infermieristica più formali in Europa e in America.

Nel XIX secolo, figure come Florence Nightingale e Clara Barton rivoluzionarono ulteriormente l'infermieristica, istituendo standard per la formazione infermieristica e l'organizzazione delle cure in tempo di guerra e pace. Nightingale, in particolare, introdusse il concetto di igiene e controllo delle infezioni in ambiente ospedaliero, dimostrando durante la guerra di Crimea come pratiche infermieristiche appropriate potessero drasticamente ridurre la mortalità.

Questo passaggio verso una professionalizzazione e standardizzazione dell'infermieristica continuò nel XX secolo con l'introduzione di titoli di studio universitari per gli infermieri e la creazione di organizzazioni professionali come l'American Nurses Association, che lavoravano per migliorare le condizioni di lavoro degli infermieri e promuovere la professione come una disciplina accademica e pratica essenziale.

Oggi, l'infermieristica è riconosciuta come una professione critica e complessa, con specializzazioni che coprono tutto, dalla cura acuta e di emergenza alla ricerca e alla politica sanitaria. La professione continua a evolversi, rispondendo alle sfide moderne come le pandemie globali, l'innovazione tecnologica nella cura dei pazienti e le mutevoli demografiche della popolazione mondiale.

L'evoluzione della professione infermieristica è strettamente intrecciata con i cambiamenti sociali, politici e tecnologici. L'ascesa delle città industrializzate nel XIX secolo creò una pressione senza precedenti sui sistemi sanitari esistenti, ampliando il ruolo degli infermieri al di là della cura degli ammalati a includere l'educazione alla salute e la prevenzione delle malattie. In questo contesto, emersero figure come Lillian Wald e Mary Brewster, che nel 1893 fondarono il Henry Street Settlement a New York, rivoluzionando l'infermieristica comunitaria e pubblica con l'introduzione di servizi di infermieristica domiciliare per i meno abbienti.

Le due guerre mondiali rappresentarono punti di svolta per la professione infermieristica, evidenziando la necessità di competenze avanzate in aree come la chirurgia d'urgenza e la psichiatria. Durante la Prima Guerra Mondiale, le infermiere furono mobilitate in massa, lavorando in condizioni spesso estreme, il che portò a un riconoscimento più ampio del loro ruolo fondamentale nella gestione medica di massa e nella riabilitazione dei soldati feriti. Questo periodo vide anche l'emergere delle infermiere anestesiste, una specializzazione che nacque dalla necessità di gestire il dolore durante gli interventi chirurgici sul campo.

Il periodo tra le due guerre mondiali vide un'ulteriore espansione dell'infermieristica professionale, con il riconoscimento crescente del valore della ricerca infermieristica e l'introduzione di rigorosi programmi di formazione accademica. Le infermiere iniziarono a partecipare attivamente alla ricerca clinica e a contribuire alla letteratura medica, posizionando la professione come una componente critica del pensiero e dell'innovazione medica. Durante la Seconda Guerra Mondiale, la figura dell'infermiera come professionista altamente qualificato si consolidò ulteriormente, con migliaia di infermiere che servirono in vari teatri di guerra, spesso vicino alle linee del fronte, e molte di loro ricevettero riconoscimenti per il loro coraggio e la loro competenza.

Il dopoguerra portò grandi cambiamenti nella percezione pubblica e nel posizionamento istituzionale dell'infermieristica. Con l'istituzione del Servizio Sanitario Nazionale nel Regno Unito nel 1948 e la successiva espansione dei servizi sanitari pubblici in altri paesi, le infermiere assunsero ruoli sempre più centrali nella gestione della salute pubblica, nella pianificazione e implementazione di programmi di prevenzione e in campagne di salute pubblica. Le sfide del dopoguerra, inclusi i problemi di salute mentale e le malattie croniche che emergevano con una popolazione che invecchiava, richiesero un approccio più sofisticato e scientifico alla cura infermieristica, che a sua volta spingeva per un'ulteriore professionalizzazione e specializzazione.

Nel tardo XX secolo e all'inizio del XXI secolo, l'infermieristica ha continuato a espandersi in termini di ruolo, ambito e riconoscimento. L'introduzione delle tecnologie sanitarie avanzate e l'informatica hanno trasformato le pratiche infermieristiche, permettendo trattamenti più precisi e monitoraggio remoto dei pazienti. Inoltre, la globalizzazione ha portato a una maggiore mobilità tra le infermiere, con professionisti che spesso lavorano in paesi diversi dal loro di origine, il che ha sollevato questioni di standardizzazione delle qualifiche, di etica e di pratiche culturalmente competenti.

Oggi, le infermiere non solo forniscono cure dirette, ma sono anche leader nel definire politiche sanitarie, nel migliorare l'accesso alle cure, nell'educazione sanitaria, nella gestione delle crisi sanitarie e nella ricerca. Con la pandemia di COVID-19, il ruolo degli infermieri è diventato ancora più evidente, dimostrando la loro importanza cruciale nei team di risposta alle emergenze sanitarie, nella gestione delle cure intensive, nella vaccinazione di massa e nell'educazione del pubblico sulle misure preventive. Questa crisi ha anche evidenziato le sfide persistenti, come la carenza di personale infermieristico, il burnout e la necessità di migliorare le condizioni di lavoro e la formazione continua.

Il ruolo crescente delle infermiere nel campo della salute pubblica e delle politiche sanitarie ha messo in evidenza non solo la necessità di una formazione avanzata, ma anche l'importanza di una visione olistica nel trattare i pazienti all'interno dei sistemi sanitari complessi. Questa evoluzione ha portato allo sviluppo di nuove specializzazioni infermieristiche, tra cui l'infermieristica forense, l'infermieristica di viaggio, e l'infermieristica informatica, che si occupa dell'applicazione delle tecnologie dell'informazione in ambito sanitario.

Con l'avvento dell'era digitale, l'infermieristica ha visto l'introduzione di sistemi di gestione elettronica dei dati sanitari che hanno trasformato il modo in cui le cure sono documentate, monitorate e gestite. Questi sistemi non solo migliorano l'efficienza ma anche la sicurezza del paziente, riducendo errori di medicazione e migliorando la comunicazione tra diversi team di cura. Tuttavia, l'adozione di tali tecnologie presenta sfide, compresa la necessità di formazione continua per gli infermieri per garantire che le competenze tecnologiche rimangano aggiornate.

Parallelamente, il cambiamento demografico globale con un aumento della popolazione anziana ha portato a un incremento della domanda per le cure a lungo termine e palliative, facendo emergere l'importanza delle competenze specifiche in questi settori dell'infermieristica. Gli infermieri sono spesso in prima linea nella gestione del dolore, nella cura palliativa e nella supporto alla fine della vita, aree che richiedono non solo solide competenze cliniche ma anche una profonda sensibilità emotiva e capacità di comunicazione.

L'aspetto della comunicazione, in particolare, è diventato un pilastro fondamentale dell'infermieristica moderna. La capacità di comunicare efficacemente con pazienti di diverse culture e lingue è cruciale in un ambiente sanitario sempre più globale. Questo richiede una formazione specifica che prepari gli infermieri a gestire con competenza e sensibilità le dinamiche culturali che influenzano la cura dei pazienti.

La ricerca infermieristica ha anche visto un'espansione significativa. Molti infermieri ora partecipano attivamente alla ricerca clinica e contribuiscono al corpo di conoscenza medica con studi che non solo migliorano le pratiche di cura ma anche influenzano le politiche sanitarie a livello globale. Gli infermieri ricercatori sono impegnati in una vasta gamma di studi, dagli studi epidemiologici alle sperimentazioni cliniche, contribuendo a modellare le future direzioni della medicina basata sull'evidenza.

Queste evoluzioni nella professione infermieristica sono accompagnate da una crescente valorizzazione del ruolo degli infermieri come leader all'interno delle organizzazioni sanitarie. Gli infermieri non solo partecipano alla pianificazione e alla gestione delle cure, ma sono anche coinvolti nella definizione delle politiche sanitarie e nelle decisioni strategiche che hanno un impatto diretto sulle cure al paziente e sull'efficienza operativa. Questo riconoscimento del contributo degli infermieri alla leadership nel settore sanitario è un riflesso del loro ruolo insostituibile nei team di cura multidisciplinari.

Tuttavia, nonostante i progressi, la professione infermieristica continua a fronteggiare sfide significative. La carenza globale di infermieri, esacerbata da alti tassi di burnout e da condizioni di lavoro spesso difficili, richiede soluzioni innovative per attrarre e trattenere talenti in questo campo. Iniziative come miglioramenti salariali, opportunità di sviluppo professionale e miglioramenti delle condizioni di lavoro sono cruciali per mantenere un'elevata qualità delle cure sanitarie.

Il vasto panorama della storia dell'infermieristica illustra non solo l'evoluzione di una professione, ma anche la trasformazione di una vocazione essenziale che ha avuto un impatto profondo sulla salute globale. Dalle origini nei conventi e monasteri fino ai moderni ospedali e cliniche, la professione infermieristica ha seguito un percorso di crescita e specializzazione, sottolineando il ruolo critico che gli infermieri svolgono nel sistema sanitario.

Il continuo avanzamento nella formazione e nella pratica infermieristica riflette una risposta dinamica alle mutevoli necessità mediche e sociali. L'istituzione di standard rigorosi per la formazione, unita all'introduzione di nuove specializzazioni, come l'infermieristica geriatrica, oncologica, e di salute mentale, dimostra l'adattabilità della professione alle necessità di una popolazione in cambiamento. Inoltre, l'espansione del ruolo degli infermieri in ambiti quali la gestione e la leadership sanitaria indica un riconoscimento crescente della loro importanza strategica oltre la cura diretta dei pazienti.

Nell'era digitale, l'integrazione di tecnologie avanzate nella pratica infermieristica ha portato a miglioramenti significativi nella qualità e nell'efficacia delle cure. Questo include l'adozione di sistemi di informazione sanitaria che migliorano la gestione dei dati dei pazienti e facilitano una comunicazione più efficace tra i membri del team di cura. Tuttavia, questo sviluppo richiede che gli infermieri non solo mantengano le loro competenze cliniche, ma siano anche proficienti nell'uso delle nuove tecnologie.

Il riconoscimento della ricerca infermieristica come componente vitale del progresso medico ha elevato il profilo della professione, promuovendo un approccio basato sull'evidenza alla cura e incoraggiando un maggiore coinvolgimento degli infermieri nella formulazione delle politiche sanitarie. Questa partecipazione attiva non solo migliora le pratiche di cura, ma anche contribuisce a modellare le strategie sanitarie a livello locale e globale.

Nonostante queste avanzate, la professione infermieristica affronta sfide persistenti. La carenza di personale, il burnout, e la necessità di migliorare le condizioni di lavoro sono questioni cruciali che richiedono un'attenzione urgente. Per affrontare questi problemi, è essenziale un impegno continuo per valorizzare e sostenere gli infermieri, attraverso il riconoscimento del loro lavoro, l'offerta di percorsi di carriera sostenibili e gratificanti, e la promozione di un ambiente di lavoro che rispetti e valorizzi il loro contributo indispensabile.

In conclusione, la storia dell'infermieristica è una testimonianza della dedizione, della competenza e dell'impatto degli infermieri nella promozione della salute e del benessere a livello globale. Mentre la professione continua a evolversi, il futuro dell'infermieristica dipenderà dalla capacità di adattarsi alle nuove sfide sanitarie, sfruttando la tecnologia e l'innovazione, e mantenendo al centro delle politiche sanitarie il benessere degli infermieri e dei pazienti che essi servono. La professione non solo sopravviverà alle sfide future, ma continuerà a essere un pilastro fondamentale nell'arte e nella scienza della medicina moderna.

2. Ruolo fondamentale dell'infermiere: descrizione delle responsabilità quotidiane.

Il ruolo fondamentale dell'infermiere è complesso e multidimensionale, intrecciando competenze tecniche con una profonda sensibilità umana. Gli infermieri svolgono una varietà di compiti essenziali che sono cruciali per il funzionamento di qualsiasi ambiente sanitario, dalla cura diretta dei pazienti al lavoro amministrativo e di supporto. Ecco una descrizione dettagliata delle responsabilità quotidiane di un infermiere:

Valutazione e monitoraggio del paziente

Gli infermieri iniziano la loro giornata con la valutazione dei pazienti, che include il controllo dei segni vitali come temperatura, pressione sanguigna, frequenza cardiaca e respiratoria. Queste valutazioni sono fondamentali per monitorare lo stato di salute e l'eventuale progressione della malattia. Sulla base di queste valutazioni, gli infermieri possono decidere ulteriori test diagnostici o interventi necessari e informare il medico di qualsiasi cambiamento significativo nelle condizioni del paziente.

Amministrazione di farmaci e trattamenti

Uno dei compiti principali dell'infermiere è l'amministrazione di farmaci. Questo include la preparazione, la somministrazione e il monitoraggio della risposta del paziente ai farmaci. Gli infermieri devono conoscere bene gli effetti, le interazioni e le possibili reazioni avverse dei farmaci per garantire la sicurezza del paziente. Inoltre, possono essere responsabili per l'esecuzione di trattamenti specifici come la gestione delle ferite, le infusioni intravenose, o la somministrazione di terapie fisiche.

Educazione del paziente e dei familiari

Una parte cruciale del lavoro dell'infermiere è educare i pazienti e i loro familiari su come gestire le loro condizioni una volta a casa. Questo include istruzioni su come prendere i farmaci, cambiamenti nello stile di vita necessari, tecniche di autogestione delle malattie croniche, e quando cercare ulteriore assistenza medica. L'educazione del paziente è essenziale per prevenire ricoveri e complicazioni e per promuovere comportamenti di salute sostenibili.

Documentazione accurata

La documentazione è una componente critica delle responsabilità infermieristiche. Gli infermieri registrano dettagliatamente ogni intervento e osservazione nel sistema di gestione delle informazioni sanitarie del paziente. Questa documentazione assicura una comunicazione efficace tra i membri del team di cura e fornisce una traccia vitale per il monitoraggio continuo del paziente.

Risposta alle emergenze

Gli infermieri spesso si trovano a dover gestire situazioni d'emergenza, come arresti cardiaci, reazioni allergiche gravi o altre condizioni critiche. Devono essere preparati a rispondere rapidamente, effettuando manovre di rianimazione cardiopolmonare (CPR), stabilizzando i pazienti e assistendo con altre procedure di emergenza fino all'arrivo dei medici.

Collaborazione e coordinamento

Il lavoro di team è fondamentale in infermieristica. Gli infermieri collaborano strettamente con medici, terapisti, assistenti sociali e altri professionisti della salute per pianificare e coordinare la cura del paziente. Questo coordinamento è vitale per assicurare un approccio olistico alla salute del paziente, che spesso include aspetti fisici, psicologici e sociali.

Assistenza diretta e supporto emotivo

Oltre alle competenze tecniche, gli infermieri forniscono un supporto emotivo ai pazienti e alle famiglie. Questo aspetto del lavoro infermieristico è fondamentale, in quanto il sostegno emotivo può influenzare significativamente l'esito della cura. L'empatia, la pazienza e la capacità di ascolto sono quindi qualità indispensabili in questo campo.

Mantenimento della sicurezza e prevenzione delle infezioni

Infine, gli infermieri svolgono un ruolo attivo nel mantenere un ambiente sicuro e igienico per prevenire la diffusione di infezioni. Ciò include il rispetto delle procedure standard

di controllo delle infezioni, come il lavaggio corretto delle mani, l'utilizzo di dispositivi di protezione personale (DPI) e la sterilizzazione degli strumenti. Gli infermieri sono anche responsabili di monitorare l'ambiente di cura per identificare i rischi potenziali e

implementare misure preventive per ridurre il rischio
di incidenti, come cadute o altri infortuni.

Gestione del dolore

La gestione del dolore è un'altra responsabilità critica
degli infermieri, che richiede una valutazione accurata
del dolore del paziente e l'applicazione di interventi
farmacologici e non farmacologici per alleviarlo. Gli
infermieri lavorano a stretto contatto con i pazienti per
monitorare l'efficacia dei trattamenti per il dolore e
aggiustare i piani di cura in base alle esigenze
individuali, migliorando così la qualità della vita dei
pazienti.

Promozione della salute e prevenzione delle malattie

Gli infermieri svolgono un ruolo attivo nella
promozione della salute e nella prevenzione delle
malattie attraverso programmi di educazione alla
salute pubblica. Questi possono includere campagne di
vaccinazione, screening per malattie croniche, seminari
sull'alimentazione e l'esercizio fisico, e workshop su
tecniche di gestione dello stress. L'obiettivo è di
aumentare la consapevolezza sulla salute e di
incoraggiare stili di vita sani tra le comunità.

Supporto psicologico

Oltre al supporto emotivo di base, gli infermieri
possono fornire un sostegno psicologico più
specializzato, particolarmente nei reparti di oncologia,
pediatria, o psichiatria, dove i pazienti e le famiglie

possono affrontare sfide emotive significative. Gli infermieri sono spesso un primo punto di contatto per le persone che lottano con la malattia, e possono fungere da collegamento con altri servizi di supporto psicologico o di consulenza.

Supervisione e formazione

Gli infermieri esperti spesso assumono ruoli di supervisore o mentore per il personale infermieristico più giovane o meno esperto. Questo include l'orientamento dei nuovi infermieri, la condivisione di conoscenze e competenze e il supporto durante le situazioni complesse o stressanti. Inoltre, molti infermieri sono coinvolti nella formazione continua, partecipando a workshop, conferenze e altri eventi educativi per rimanere aggiornati sulle ultime ricerche e sulle migliori pratiche in campo sanitario.

Partecipazione alla ricerca clinica

Molti infermieri partecipano attivamente alla ricerca clinica, contribuendo a studi che esaminano l'efficacia di nuovi trattamenti, farmaci e approcci alla cura. Questo lavoro è fondamentale per il progresso della medicina e può avere un impatto diretto sulla pratica clinica, migliorando gli standard di cura e introducendo nuovi protocolli basati sull'evidenza.

Gestione delle crisi

In situazioni di crisi, come disastri naturali, epidemie o emergenze sanitarie, gli infermieri sono spesso in prima linea. La loro capacità di rispondere rapidamente e gestire situazioni ad alta pressione è essenziale per l'efficacia degli interventi di emergenza. Gli infermieri sono coinvolti nella gestione delle risorse, nella triage dei pazienti, nell'attuazione di misure di controllo delle infezioni e nella fornitura di cure mediche d'urgenza.

Advocacy del paziente

Infine, un ruolo fondamentale dell'infermiere è quello di advocacy per il paziente. Gli infermieri spesso agiscono come mediatori tra il paziente e il sistema sanitario più ampio, garantendo che i diritti e le esigenze dei pazienti siano rispettati e che ricevano le cure di cui hanno bisogno. Ciò include l'advocacy per trattamenti appropriati, il rispetto della privacy e della dignità del paziente, e la navigazione delle complessità del sistema sanitario per ottenere risorse e supporto.

Questo ampio spettro di responsabilità quotidiane sottolinea il ruolo centrale che gli infermieri svolgono nell'assistenza sanitaria, facendo di loro non solo fornitori di cure, ma anche pilastri fondamentali nella promozione della salute, nella prevenzione delle malattie e nella gestione globale della cura del paziente.

Coordinamento del piano di cura

Gli infermieri svolgono un ruolo vitale nel coordinamento del piano di cura del paziente, assicurandosi che tutti gli aspetti del trattamento siano sincronizzati e che le diverse specialità mediche coinvolti lavorino insieme in modo efficace. Questo include la programmazione di esami diagnostici, la consultazione con specialisti, e l'aggiornamento dei piani di trattamento in base ai progressi del paziente. Essi sono anche responsabili dell'organizzazione delle dimissioni del paziente, assicurando che tutte le informazioni e le prescrizioni necessarie siano chiare e che ci siano piani adeguati per il follow-up o la riabilitazione.

Monitoraggio della qualità delle cure

Gli infermieri svolgono un ruolo attivo nel monitoraggio della qualità delle cure fornite agli ospedali e ad altre strutture sanitarie. Essi partecipano a revisioni dei casi, audit clinici e comitati per la sicurezza dei pazienti, contribuendo alla valutazione delle pratiche correnti e suggerendo miglioramenti. La loro esperienza diretta nella cura dei pazienti li rende una risorsa inestimabile per identificare aree di miglioramento e per implementare strategie volte a ridurre gli errori di cura e a migliorare i risultati dei pazienti.

Promozione del benessere degli infermieri

Considerando l'intensità e le richieste emotive del lavoro infermieristico, è cruciale che gli infermieri prendano cura del proprio benessere. Gli infermieri senior e i leader del reparto spesso conducono iniziative per promuovere la salute mentale e il benessere fisico tra il personale, come workshop su come gestire lo stress, programmi di supporto tra pari e strategie per il bilanciamento tra vita lavorativa e privata. Questi sforzi sono essenziali per mantenere un ambiente di lavoro sostenibile e per prevenire il burnout tra il personale infermieristico.

Integrazione di nuove tecnologie

Gli infermieri sono spesso in prima linea nell'integrazione di nuove tecnologie nella pratica clinica. Ciò include l'addestramento sull'uso di nuovi dispositivi medici, software per la gestione dei dati dei pazienti e strumenti di telemedicina. L'adozione di queste tecnologie può migliorare l'efficienza del processo di cura, ma richiede che gli infermieri siano aggiornati attraverso formazione continua e pratica regolare.

Partecipazione a comitati professionali

Molti infermieri avanzati partecipano a comitati professionali e consigli di amministrazione, dove contribuiscono con la loro expertise clinica alle decisioni che influenzano la politica sanitaria, le normative professionali e gli standard di cura. Questo impegno non solo eleva il profilo della professione infermieristica ma contribuisce anche a plasmare il futuro del sistema sanitario a livello locale, nazionale e internazionale.

Interazione con la comunità

Gli infermieri spesso si impegnano in attività che estendono la cura al di fuori delle strutture sanitarie, partecipando a programmi di screening sanitario comunitario, fiere della salute, e iniziative educative nelle scuole. Questo lavoro di sensibilizzazione è vitale per prevenire malattie e promuovere comportamenti salutari nelle comunità, specialmente in quelle sottoservite o ad alto rischio.

Sviluppo di protocolli clinici

Gli infermieri con esperienza specifica in un'area di cura spesso contribuiscono alla redazione e alla revisione dei protocolli clinici. Questo può includere l'aggiornamento delle linee guida per la cura delle ferite, i protocolli di somministrazione di farmaci, o le procedure di emergenza. La loro conoscenza pratica è cruciale per assicurare che i protocolli siano non solo basati sull'evidenza scientifica ma anche praticabili e centrati sul paziente.

Ricerca e pubblicazioni

Infine, gli infermieri partecipano a ricerche che contribuiscono significativamente alla base di conoscenze mediche e infermieristiche. Scrivono articoli per riviste specializzate, partecipano a conferenze e seminari, e collaborano in studi multicentrici che esplorano nuove frontiere nella cura della salute. Questa partecipazione alla comunità scientifica non solo avanza la professione ma migliora anche direttamente la qualità delle cure che i pazienti ricevono.

Questi aspetti illustrano ulteriormente la portata e la profondità del ruolo quotidiano dell'infermiere, evidenziando come il loro lavoro sia fondamentale non solo nel contesto della cura diretta dei pazienti ma in numerosi altri ambiti che influenzano l'ambito sanitario più ampio.

Influenza sulle politiche sanitarie

Infermieri esperti spesso hanno un ruolo decisivo nell'influenzare e formulare politiche sanitarie. Attraverso la loro esperienza pratica e conoscenza delle dinamiche quotidiane della cura del paziente, sono in posizione unica per offrire insights preziosi sui modi per migliorare l'efficacia delle politiche sanitarie. Essi partecipano a gruppi di lavoro che trattano temi come la sicurezza del paziente, l'accesso alle cure, e la gestione delle risorse sanitarie, fornendo raccomandazioni basate sull'evidenza che possono guidare le decisioni legislative e le riforme del sistema sanitario.

Mentoring e leadership

Oltre a fornire cure dirette, gli infermieri svolgono un ruolo significativo nel mentoring e nella leadership all'interno delle loro squadre. Gli infermieri più esperti guidano e supportano i colleghi meno esperti, aiutandoli a navigare le sfide cliniche e professionali. Questo sostegno può includere la condivisione di competenze cliniche, il coaching su questioni etiche e professionali, e il supporto nello sviluppo della carriera. La leadership infermieristica contribuisce significativamente al mantenimento di standard elevati di cura e all'incoraggiamento di un ambiente di lavoro collaborativo.

Advocacy per la qualità della vita del paziente

Gli infermieri si assumono la responsabilità di abbracciare la causa dei pazienti per migliorarne la qualità della vita. Ciò può comportare la lotta per accessi più rapidi ai servizi sanitari necessari, la promozione di ambienti di cura più umani, o il sostegno a politiche che indirizzino le determinanti sociali della salute. L'advocacy degli infermieri si estende oltre la cura individuale per abbracciare questioni più ampie che influenzano intere comunità o popolazioni.

Gestione dei sistemi di informazione sanitaria

Con l'avanzamento delle tecnologie dell'informazione, gli infermieri sono sempre più coinvolti nella gestione dei sistemi di informazione sanitaria. Essi giocano un ruolo chiave nella configurazione, nel monitoraggio e nella valutazione di questi sistemi, assicurando che siano utilizzati in modo efficace per migliorare la qualità e l'efficienza della cura. La competenza nell'uso di queste tecnologie è fondamentale per garantire che i dati dei pazienti siano accuratamente raccolti, analizzati e utilizzati per informare le decisioni cliniche.

Partecipazione a revisioni etiche

Gli infermieri sono spesso coinvolti in comitati di revisione etica, particolarmente in contesti di ricerca o in situazioni cliniche complesse. Hanno il compito di valutare gli aspetti etici delle pratiche di cura e della ricerca per assicurare che i diritti e il benessere dei pazienti siano protetti. Questo ruolo sottolinea l'importanza del giudizio etico nell'infermieristica e la loro abilità nel bilanciare benefici e rischi per i pazienti.

Sviluppo di iniziative di salute pubblica

Infermieri specializzati in salute pubblica sviluppano e implementano iniziative volte a migliorare la salute collettiva delle comunità. Questo può includere programmi di vaccinazione, campagne di prevenzione delle malattie croniche, o interventi mirati a migliorare l'accesso alle cure in aree sottoservite. Gli infermieri in salute pubblica utilizzano la loro conoscenza delle dinamiche comunitarie per creare programmi che siano culturalmente appropriati e socialmente sensibili.

Sviluppo professionale continuo

Gli infermieri sono impegnati in un continuo sviluppo professionale per mantenere e migliorare le loro competenze. Questo può includere la partecipazione a corsi di formazione avanzata, la certificazione in specialità infermieristiche, o il conseguimento di titoli di studio superiore come master o dottorati in infermieristica. L'aggiornamento continuo è essenziale non solo per la crescita personale ma anche per garantire che la cura fornita ai pazienti sia basata sulle più recenti evidenze scientifiche e sulle migliori pratiche disponibili.

Queste responsabilità illustrano la complessità e la portata del ruolo dell'infermiere nel sistema sanitario moderno. Attraverso il loro lavoro quotidiano, gli infermieri non solo influenzano direttamente la salute e il benessere dei loro pazienti, ma contribuiscono anche all'evoluzione delle pratiche sanitarie e al miglioramento continuo dei sistemi di cura. Con la loro dedizione, competenza e compassione, gli infermieri sono veramente al cuore dell'assistenza sanitaria.

Concludendo, il ruolo degli infermieri nel sistema sanitario è immensamente variegato e di cruciale importanza. Ogni giorno, gli infermieri affrontano una vasta gamma di responsabilità che spaziano dalla cura diretta dei pazienti alla gestione dei sistemi di informazione sanitaria, dall'educazione sanitaria al sostegno psicologico, e dalla partecipazione alla ricerca clinica all'influenza sulle politiche sanitarie.

Nella cura diretta dei pazienti, gli infermieri non solo amministrano trattamenti e monitorano i segni vitali, ma valutano anche complessivamente lo stato di salute dei pazienti, gestiscono il dolore, e coordinano la cura con altri professionisti sanitari. La loro abilità nell'adattare i piani di cura in base alle esigenze individuali dei pazienti è fondamentale per fornire un trattamento personalizzato e efficace.

Gli infermieri svolgono anche un ruolo essenziale nell'educazione dei pazienti e delle loro famiglie su come gestire le condizioni di salute a casa, un aspetto che è cruciale per prevenire ricoveri e migliorare gli esiti a lungo termine. La loro competenza nella comunicazione di complesse informazioni mediche in modo comprensibile è vitale per il coinvolgimento dei pazienti nella loro cura.

A livello amministrativo, gli infermieri sono spesso coinvolti nella documentazione medica, nel coordinamento della cura e nella gestione delle risorse, assicurando che le strutture funzionino in modo efficiente e che i pazienti ricevano le cure di cui hanno bisogno in modo tempestivo. La loro capacità di operare efficacemente sotto pressione e di prendere decisioni rapide è inestimabile, specialmente in situazioni di emergenza.

Oltre alla cura diretta, gli infermieri contribuiscono significativamente all'ambito della salute pubblica, sviluppando e implementando programmi di prevenzione delle malattie e promuovendo stili di vita salutari. Questi sforzi aiutano a ridurre l'incidenza di malattie croniche e a migliorare la salute complessiva delle comunità.

Gli infermieri sono anche una forza trainante nell'innovazione sanitaria, partecipando attivamente alla ricerca clinica e contribuendo alla scienza infermieristica. La loro unica prospettiva sulle interazioni tra paziente e sistema sanitario li rende partecipanti ideali alla ricerca finalizzata a migliorare le pratiche di cura e l'efficacia del trattamento.

Infine, gli infermieri svolgono un ruolo vitale come sostenitori dei pazienti, difendendo i loro diritti e assicurando che ricevano cure adeguate e rispettose. Attraverso la loro advocazione, gli infermieri influenzano non solo il benessere individuale dei pazienti ma anche le politiche sanitarie a livello più ampio, promuovendo un accesso equo e inclusivo alle cure sanitarie per tutti.

In sintesi, il ruolo dell'infermiere nel sistema sanitario moderno è complesso e multifunzionale, e la loro capacità di navigare e integrare aspetti clinici, amministrativi e educativi della cura è essenziale per il successo del sistema sanitario. Con il loro impegno quotidiano, competenza professionale e compassione, gli infermieri non solo migliorano la vita dei loro pazienti ma plasmano anche il futuro della cura sanitaria a livello globale.

3. Formazione e qualifiche: percorsi di studio e specializzazioni.

La formazione e le qualifiche degli infermieri sono fondamentali per garantire che abbiano le competenze necessarie per fornire cure di alta qualità in un'ampia gamma di contesti sanitari. La struttura formativa per diventare infermiere è complessa e varia a seconda del paese, ma ci sono alcuni percorsi comuni e principi di base che rimangono costanti. Ecco una panoramica dettagliata dei percorsi di studio e delle specializzazioni nel campo dell'infermieristica.

Percorsi di Studio Base

Educazione Diploma

In alcuni paesi, il primo livello di formazione infermieristica può essere ottenuto attraverso un diploma di scuola di infermieristica. Questi programmi, spesso offerti da ospedali o istituti tecnici, possono durare da due a tre anni e si concentrano principalmente sull'acquisizione di competenze cliniche di base.

Laurea Associata

Un Associate Degree in Nursing (ADN) è un programma di due anni che combina lezioni teoriche con esperienze pratiche cliniche. Questo grado prepara gli studenti a sostenere l'esame di licenza nazionale (es. NCLEX-RN negli Stati Uniti) per diventare un infermiere registrato (RN). È popolare per la sua brevità, che permette agli studenti di entrare rapidamente nel campo lavorativo.

Laurea Triennale

La Bachelor of Science in Nursing (BSN) è una laurea di quattro anni che offre una formazione più approfondita rispetto ai programmi ADN. Include corsi di scienze infermieristiche, ricerche, leadership e gestione sanitaria, oltre a una più vasta esperienza clinica. I laureati sono ben preparati per ruoli di leadership, ricerca, e insegnamento e possono proseguire studi avanzati.

Formazione Avanzata e Specializzazioni

Master in Infermieristica

Un Master of Science in Nursing (MSN) permette agli infermieri di specializzarsi in aree specifiche come infermieristica pediatrica, infermieristica geriatrica, infermieristica psichiatrica, o gestione sanitaria. Questi programmi approfondiscono le competenze cliniche e teoriche e preparano gli infermieri per ruoli avanzati come infermiere specialista clinico, infermiere praticante, o dirigente sanitario.

Dottorato

I dottorati in infermieristica includono il Dottorato di Ricerca (PhD), che si concentra sulla ricerca e sull'insegnamento, e il Dottorato di Pratica Infermieristica (DNP), che si concentra sulle pratiche cliniche avanzate. Questi gradi sono destinati a coloro che mirano a posizioni di vertice nel campo educativo, di ricerca o di leadership clinica.

Certificazioni di Specializzazione

Oltre alla formazione formale, gli infermieri possono ottenere certificazioni di specializzazione che dimostrano la loro competenza in aree specifiche di pratica. Queste certificazioni, rilasciate da enti professionali, richiedono di solito un esame e/o l'esperienza pratica e devono essere rinnovate periodicamente. Esempi includono l'infermieristica di emergenza, infermieristica oncologica, e infermieristica neonatale.

Formazione Continua

Gli infermieri devono impegnarsi in una formazione continua per mantenere la loro licenza e rimanere aggiornati con le ultime pratiche, tecnologie e ricerche. La formazione continua può includere seminari, workshop, conferenze e corsi online.

Sviluppo Professionale

Il percorso professionale di un infermiere può anche includere la partecipazione a organizzazioni professionali, che offrono risorse per la formazione continua, opportunità di networking, e piattaforme per influenzare le politiche sanitarie.

In conclusione, la formazione e le qualifiche degli infermieri sono cruciali per il loro sviluppo professionale e per garantire che siano in grado di affrontare le sfide del moderno ambiente sanitario. Con una vasta gamma di percorsi di studio e specializzazioni disponibili, gli infermieri possono trovare molte opportunità per avanzare nella loro carriera e espandere le loro competenze per migliorare la cura del paziente.

Mobilità Professionale Internazionale

La formazione infermieristica spesso offre anche opportunità di mobilità internazionale. Gli infermieri qualificati possono avere l'opportunità di lavorare in diversi paesi, a condizione che ottemperino ai requisiti di licenza locali. Questo spesso richiede la verifica delle qualifiche attraverso esami di certificazione e, talvolta, l'adattamento a diversi standard di cura e protocolli clinici. Lavorare in un contesto internazionale può arricchire notevolmente l'esperienza professionale di un infermiere, esponendolo a una varietà di sistemi sanitari e approcci culturali alla cura.

Tecnologie e Innovazioni nella Formazione Infermieristica

L'avvento delle tecnologie digitali ha anche trasformato la formazione infermieristica. I programmi di studio possono incorporare simulatori avanzati, realtà virtuale (VR) e altre tecnologie digitali per fornire esperienze di apprendimento immersive che migliorano la comprensione pratica senza mettere a rischio i pazienti. Questi strumenti permettono agli studenti di praticare procedure complesse e di

prendere decisioni cliniche in un ambiente controllato
e sicuro.

Interprofessional Education (IPE)

Un'altra dimensione importante della formazione
infermieristica moderna è l'educazione
interprofessionale, che coinvolge l'apprendimento
congiunto tra studenti di diverse discipline sanitarie
(medicina, infermieristica, farmacia, ecc.). L'IPE mira a
migliorare la collaborazione e la qualità delle cure
sanitarie attraverso una migliore comprensione dei
ruoli di ciascun professionista nella cura del paziente.
Questo approccio è fondamentale per preparare gli
infermieri a lavorare efficacemente in team di cura
multidisciplinari, migliorando la comunicazione e la
coordinazione tra professionisti sanitari.

Specializzazioni Emergenti

Il campo dell'infermieristica continua a evolversi, con
l'emergere di nuove specializzazioni che rispondono
alle mutevoli esigenze della popolazione e agli
avanzamenti tecnologici. Ad esempio, l'infermieristica
informatica è una specializzazione che combina cura
del paziente con la gestione dei dati sanitari e la
tecnologia dell'informazione per migliorare l'efficienza
e l'efficacia delle cure. Altre aree in crescita includono
l'infermieristica genetica, che si concentra sulla
gestione della salute basata sulle informazioni
genetiche dei pazienti, e l'infermieristica ambientale,
che tratta le questioni di salute legate all'ambiente.

Leadership e Gestione

Per gli infermieri interessati a ruoli amministrativi o di leadership, esistono programmi di formazione specifici che si concentrano sulla gestione sanitaria e sulla leadership infermieristica. Questi programmi insegnano competenze non solo in gestione clinica, ma anche in politica sanitaria, gestione delle risorse umane, e strategie finanziarie. L'acquisizione di competenze in queste aree è essenziale per coloro che aspirano a posizioni di supervisore o di direttore in contesti sanitari.

Etica e Legislazione

La formazione infermieristica comprende anche un'importante componente di etica e legislazione sanitaria. Gli infermieri devono essere consapevoli delle leggi che regolano la loro pratica e dei dilemmi etici che possono emergere nel loro lavoro quotidiano. La comprensione e l'adeguamento a questi aspetti legali ed etici sono cruciali per praticare con integrità e proteggere i diritti dei pazienti.

Implicazioni Globali della Formazione Infermieristica

Infine, la formazione infermieristica ha implicazioni globali, poiché la salute è un tema universale che attraversa confini geografici e culturali. Le istituzioni educative spesso collaborano a livello internazionale per standardizzare la formazione infermieristica e promuovere l'eccellenza nella cura dei pazienti in tutto il mondo. Questi sforzi congiunti migliorano la mobilità professionale degli infermieri e garantiscono che i pazienti ovunque beneficino di cure informate e compassionate.

Attraverso la formazione continua, la specializzazione e l'adattamento alle innovazioni e ai cambiamenti demografici e tecnologici, gli infermieri sono preparati non solo a rispondere efficacemente alle esigenze dei pazienti di oggi, ma anche a plasmare l'assistenza sanitaria del futuro.

Riflessioni Culturali nella Formazione Infermieristica

Considerando la diversità delle popolazioni che gli infermieri servono globalmente, la formazione infermieristica ora spesso incorpora una forte enfasi sulla competenza culturale. Questi programmi educano gli infermieri su come le differenze culturali possono influenzare la percezione della salute, l'approccio alle cure, e la comunicazione tra infermiere e paziente. Gli infermieri sono formati per essere sensibili a vari contesti culturali, religiosi e sociali, migliorando così l'efficacia delle cure e l'accettazione dei trattamenti da parte dei pazienti di diversi background.

Simulazioni di Emergenza e Formazione Pratica

I programmi avanzati di simulazione sono diventati una componente standard della formazione infermieristica moderna. Queste simulazioni offrono scenari realistici di emergenza o di cura quotidiana che permettono agli studenti di affinare le loro capacità decisionali, tecniche cliniche e abilità di comunicazione in un ambiente controllato e misurabile. Le simulazioni sono progettate per preparare gli studenti a reagire efficacemente a situazioni di alta pressione, migliorando la sicurezza del paziente e la qualità delle cure fornite.

Sostenibilità e Infermieristica

Un'altra area di crescente interesse nella formazione infermieristica è la sostenibilità in sanità. I programmi di studio incorporano ora lezioni su come la pratica infermieristica può ridurre l'impatto ambientale degli ospedali e delle altre strutture sanitarie. Gli infermieri apprendono strategie per minimizzare i rifiuti, promuovere il riciclaggio e gestire efficacemente le risorse, contribuendo così a un futuro più sostenibile.

Utilizzo dei Big Data

L'avvento dei big data nel settore sanitario ha anche influenzato la formazione infermieristica. Gli infermieri vengono formati su come analizzare e utilizzare grandi set di dati per migliorare l'efficienza operativa, personalizzare i piani di cura, prevedere le tendenze sanitarie e migliorare i risultati dei pazienti. La capacità di lavorare con i big data è ora una competenza preziosa per gli infermieri che lavorano in ambienti di ricerca o in ruoli amministrativi.

Telemedicina e Assistenza a Distanza

In risposta all'aumento della telemedicina, i programmi di formazione infermieristica stanno adattando i loro curricoli per includere competenze in assistenza sanitaria a distanza. Gli infermieri apprendono come utilizzare piattaforme di telemedicina per condurre consultazioni a distanza, monitorare i segni vitali dei pazienti da remoto e fornire educazione sanitaria attraverso mezzi digitali. Questo aspetto della formazione è cruciale per preparare gli infermieri a fornire cure efficaci in un mondo sempre più connesso digitalmente.

Formazione Multidisciplinare

La tendenza verso un approccio più collaborativo nella cura del paziente ha spinto i programmi di formazione infermieristica a integrare moduli multidisciplinari che coinvolgono vari settori della salute. Gli infermieri partecipano a corsi congiunti con studenti di medicina, farmacia, terapia fisica, e altri campi correlati, per sviluppare una comprensione più olistica della cura del paziente e per migliorare la collaborazione tra diverse specialità.

Etica Avanzata e Cura Olistica

Con l'evoluzione delle questioni etiche in medicina, come la genetica, l'eutanasia e i diritti dei pazienti, la formazione infermieristica include moduli avanzati di bioetica. Questi corsi preparano gli infermieri a navigare complessi dilemmi etici e a prendere decisioni che rispettano la dignità e i desideri dei pazienti, promuovendo un approccio olistico alla cura che valuta tutti gli aspetti del benessere del paziente.

Queste evoluzioni dimostrano come la formazione infermieristica non sia statica, ma si adatti continuamente per rispondere alle mutevoli esigenze della società e alle innovazioni nel campo della medicina e della tecnologia. Attraverso un'educazione completa e continua, gli infermieri sono preparati non solo per rispondere efficacemente alle sfide attuali ma anche per contribuire attivamente al futuro della cura sanitaria.

Concludendo, la formazione e le qualifiche degli infermieri sono componenti essenziali che sostengono la loro pratica professionale e l'efficacia nel campo della sanità. La struttura educativa per gli infermieri è disegnata per essere robusta, versatile e in continua evoluzione, adeguandosi alle dinamiche mutevoli del settore sanitario e alle necessità dei pazienti. Attraverso vari livelli di formazione, dalla laurea associata alla formazione avanzata e al dottorato, gli infermieri acquisiscono competenze fondamentali che vanno dalle cure dirette alla gestione e alla leadership sanitaria.

I programmi educativi in infermieristica, sia a livello di base che avanzato, enfatizzano un mix di competenze teoriche e pratiche, preparando gli infermieri non solo ad essere competenti tecnicamente ma anche sensibili e adeguati nei confronti delle complessità culturali, etiche e personali della cura dei pazienti. L'educazione continua gioca un ruolo critico in questo processo, assicurando che gli infermieri rimangano aggiornati sulle ultime ricerche, tecnologie e pratiche migliori.

Le specializzazioni permettono agli infermieri di approfondire aree specifiche dell'assistenza sanitaria, rispondendo così meglio a vari contesti clinici come la cura di emergenza, la pediatria, la geriatria o la salute mentale. Queste specializzazioni non solo migliorano la qualità delle cure fornite, ma anche la soddisfazione professionale e le opportunità di carriera degli infermieri.

La formazione infermieristica si estende anche al di là delle competenze cliniche, includendo moduli su leadership, gestione, etica e comunicazione. Questi aspetti preparano gli infermieri a assumere ruoli influenti, sia nel contesto delle loro strutture sanitarie che nella politica sanitaria più ampia, influenzando positivamente la salute delle comunità che servono.

Inoltre, con l'integrazione di tecnologie avanzate come la telemedicina e i sistemi di gestione dei dati sanitari, la formazione infermieristica sta anche preparando gli infermieri a operare efficacemente in un ambiente sanitario sempre più digitalizzato. Questo non solo migliora l'efficienza e la qualità delle cure, ma facilita anche una più ampia accessibilità ai servizi sanitari per i pazienti in luoghi remoti o sottoserviti.

In sintesi, la formazione e le qualifiche degli infermieri sono di cruciale importanza per il mantenimento di standard elevati nell'assistenza sanitaria globale. Gli infermieri sono al centro dell'assistenza al paziente; la loro educazione e formazione continua sono vitali per garantire che la cura sia sicura, efficace e compassionevole. Con un impegno continuo nell'educazione e una dedizione alla pratica etica e informata, gli infermieri continueranno a essere una forza fondamentale per il benessere e la salute delle popolazioni che servono.

4. Competenze tecniche: capacità cliniche e diagnostica.

Le competenze tecniche degli infermieri rappresentano una componente essenziale della loro pratica professionale, permettendo loro di fornire cure sicure ed efficaci ai pazienti. Queste competenze spaziano dalle capacità cliniche di base alla diagnostica più avanzata e richiedono una formazione approfondita, esperienza pratica e aggiornamento continuo. Di seguito è fornita una panoramica dettagliata di alcune delle principali competenze tecniche richieste in infermieristica.

Capacità Cliniche di Base

Valutazione della salute del paziente

Gli infermieri devono essere abili nell'eseguire valutazioni complete della salute, che includono il raccogliere la storia medica del paziente, l'esaminare fisicamente e l'identificare i segni vitali. Queste valutazioni forniscono le informazioni critiche necessarie per stabilire piani di cura appropriati e per monitorare l'evoluzione del paziente.

Amministrazione di farmaci

Una delle competenze fondamentali in infermieristica è l'amministrazione sicura e precisa dei farmaci. Gli infermieri devono conoscere le indicazioni, le dosi, le vie di somministrazione e gli effetti collaterali potenziali dei farmaci per evitare errori di medicazione e garantire l'efficacia del trattamento.

Gestione delle emergenze

Gli infermieri devono essere preparati a gestire situazioni di emergenza, come attacchi cardiaci, shock, gravi ferite o reazioni allergiche acute. Questo richiede competenze in manovre salvavita, come la rianimazione cardiopolmonare (CPR) e l'uso di defibrillatori automatici esterni (AED).

Competenze tecniche specifiche

A seconda dell'ambito di lavoro, gli infermieri possono richiedere competenze tecniche specializzate, come l'inserimento di cateteri, la gestione di apparecchiature per il supporto vitale, la cura delle ferite complesse e la gestione di drenaggi e sondini.

Capacità Diagnostiche

Interpretazione dei test diagnostici

Gli infermieri devono essere capaci di interpretare i risultati di vari test diagnostici, come esami del sangue, radiografie, ECG e altri. Questo richiede una comprensione approfondita delle condizioni mediche e della correlazione tra i sintomi e i dati diagnostici.

Monitoraggio e valutazione

Essere in grado di monitorare l'efficacia delle terapie e valutare i progressi del paziente è fondamentale. Ciò include l'interpretazione dei segni vitali, la risposta ai trattamenti e l'identificazione precoce di potenziali complicazioni.

Uso di tecnologia diagnostica

In alcuni contesti, gli infermieri possono essere chiamati a operare direttamente apparecchiature diagnostica avanzate, come ecografi o monitor per la funzione cardiaca, specialmente in ambienti critici come l'unità di terapia intensiva.

Abilità Avanzate

Competenze in ambito chirurgico

Per gli infermieri che lavorano in blocchi operatori, sono necessarie competenze specifiche nell'assistenza pre e post-operatoria, nella gestione degli strumenti chirurgici e nel monitoraggio intraoperatorio.

Specializzazioni tecniche

Gli infermieri possono specializzarsi in aree tecniche specifiche, come l'oncologia, la dialisi o la pediatria, che richiedono conoscenze e abilità particolari per gestire le esigenze uniche di questi gruppi di pazienti.

Sviluppo Continuo delle Competenze

Educazione e formazione continua

Il campo della medicina è in costante evoluzione, con nuovi trattamenti e tecnologie che emergono regolarmente. Gli infermieri devono impegnarsi in un apprendimento continuo per mantenere le loro competenze aggiornate e rimanere efficaci nel loro ruolo.

Certificazioni professionali

Ottenere certificazioni in aree specialistiche non solo approfondisce le competenze tecniche ma anche aumenta le opportunità professionali e il riconoscimento nel campo.

Le competenze tecniche degli infermieri sono quindi tanto varie quanto vitali. Da abilità di base, come la valutazione e l'amministrazione dei farmaci, a competenze più specializzate e diagnostiche, la formazione e la pratica costante sono essenziali per garantire che gli infermieri possano fornire la migliore cura possibile ai loro pazienti.

Integrazione delle Best Practices

Gli infermieri devono essere versati nell'integrazione delle best practices e delle linee guida basate sull'evidenza nella loro pratica quotidiana. Questo richiede una conoscenza aggiornata degli studi clinici più recenti, delle raccomandazioni delle organizzazioni sanitarie e delle innovazioni nel trattamento delle patologie comuni e complesse. La capacità di adattare tali conoscenze ai casi specifici dei pazienti è cruciale per garantire che le cure siano sicure, efficaci e personalizzate.

Gestione del Dolore

Una competenza fondamentale nell'ambito infermieristico è la gestione del dolore. Gli infermieri devono essere capaci di valutare accuratamente il dolore del paziente utilizzando strumenti standardizzati e di applicare interventi farmacologici e non farmacologici per il controllo del dolore. Questo spesso comporta una collaborazione con altri professionisti sanitari per sviluppare un piano di gestione del dolore completo che consideri sia le condizioni fisiche sia psicologiche del paziente.

Competenze in Telemedicina

Con l'ascesa della telemedicina, specialmente accentuata dagli eventi globali recenti come la pandemia di COVID-19, gli infermieri devono essere competenti nell'uso di piattaforme di telemedicina e nella conduzione di consultazioni virtuali. Questo include non solo la gestione tecnica dei sistemi ma anche la capacità di mantenere un'interazione empatica e efficace con i pazienti a distanza, garantendo che la qualità delle cure non sia compromessa dall'assenza di contatto fisico.

Competenze Informatiche

L'alfabetizzazione informatica è un'altra competenza essenziale per gli infermieri moderni. La documentazione elettronica delle cartelle cliniche, la gestione dei dati dei pazienti e l'uso di sistemi di gestione ospedaliera richiedono tutti una solida competenza nell'utilizzo dei software specifici. Questa competenza aiuta a migliorare l'efficienza operativa, ridurre gli errori, e facilitare una migliore comunicazione tra i membri del team di cura.

Ricerca Clinica

Alcuni infermieri si dedicano alla ricerca clinica, contribuendo significativamente all'avanzamento della scienza infermieristica. Questi infermieri spesso lavorano in collaborazione con istituti di ricerca o università e sono coinvolti nella progettazione e conduzione di studi, nella raccolta e analisi dei dati, e nella pubblicazione dei risultati. Le competenze in ricerca clinica non solo arricchiscono la pratica professionale ma migliorano anche la qualità delle cure basate sull'evidenza.

Educazione Sanitaria

La capacità di educare efficacemente i pazienti e le loro
famiglie su questioni di salute è un'altra area di
competenza tecnica per gli infermieri. Questo include
l'elaborazione e la consegna di piani educativi
personalizzati che tengano conto delle esigenze, delle
preferenze e del livello di comprensione del paziente.
L'educazione sanitaria può spaziare dalla gestione delle
malattie croniche, come il diabete o l'ipertensione, alla
prevenzione delle malattie attraverso cambiamenti
dello stile di vita e vaccinazioni.

Multidisciplinarietà

Infine, la capacità di lavorare in modo efficace
all'interno di team multidisciplinari è fondamentale.
Gli infermieri spesso fungono da collegamento tra vari
specialisti, pazienti e altre parti interessate. La
collaborazione efficace richiede non solo competenze
comunicative ma anche una profonda comprensione
del ruolo di ciascun membro del team e delle
dinamiche interprofessionali, garantendo che il piano
di cura sia integrato e centrato sul paziente.

Queste aree rappresentano solo alcuni degli aspetti
delle competenze tecniche richieste agli infermieri
moderni. Mentre le basi di tali competenze sono
stabilite durante la formazione iniziale, l'evoluzione
continua della medicina e della tecnologia richiede un
impegno costante alla formazione continua e allo
sviluppo professionale per rimanere all'avanguardia
nel campo. Attraverso questo impegno, gli infermieri

non solo possono fornire cure eccellenti ma anche guidare l'innovazione e l'evoluzione nel sistema sanitario globale.

Competenze in Salute Mentale

Oltre alle competenze cliniche tradizionali, gli infermieri devono essere equipaggiati per gestire aspetti della salute mentale dei loro pazienti. Ciò include la capacità di riconoscere i segni di disturbi mentali, fornire supporto emotivo appropriato, e intervenire efficacemente in situazioni di crisi psichiatrica. L'abilità nell'assistenza psichiatrica è particolarmente critica in ambienti come l'emergenza, l'oncologia e la cura intensiva, dove i pazienti possono sperimentare elevati livelli di stress e ansia.

Competenze in Ostetricia

Per gli infermieri che lavorano in maternità e ostetricia, le competenze includono tutto dalla cura prenatale alla gestione del travaglio e del parto, e alla cura postpartum. Questi infermieri devono essere esperti nell'assistenza al parto, comprese le emergenze ostetriche, e nel fornire supporto e educazione alle nuove madri.

Capacità di Triage

In ambienti ad alto volume come i pronto soccorso, le competenze di triage sono essenziali. Gli infermieri devono valutare rapidamente la gravità delle condizioni dei pazienti, determinando chi necessita di attenzione immediata e chi può attendere. Questa capacità di decisione rapida è vitale per ottimizzare l'uso delle risorse cliniche e per migliorare i risultati dei pazienti in situazioni critiche.

Gestione della Tecnologia Medica Avanzata

L'uso di tecnologie avanzate, come i ventilatori artificiali, i dispositivi di assistenza ventricolare e i sistemi di monitoraggio continuo, è una competenza fondamentale in aree come l'unità di terapia intensiva e la cardiologia. Gli infermieri devono non solo operare queste macchine ma anche interpretare i dati che forniscono e agire rapidamente in base a tali informazioni.

Abilità nella Gestione del Cambiamento

Nel contesto di un settore sanitario che evolve rapidamente, gli infermieri devono essere abili gestori del cambiamento. Ciò include adattarsi a nuovi protocolli, politiche e tecnologie, nonché guidare altri nel processo di adattamento. Questa competenza è cruciale per mantenere l'efficienza e l'efficacia nell'erogazione delle cure in mezzo a cambiamenti continui.

Competenze in Farmacologia

Una conoscenza approfondita della farmacologia è cruciale, dato che gli infermieri sono spesso responsabili della gestione dei regimi di farmaci complessi, specialmente in ambienti come la geriatria o per i pazienti con molteplici condizioni croniche. Devono comprendere non solo gli effetti specifici dei farmaci ma anche le potenziali interazioni e contraddizioni.

Abilità nella Gestione della Fine della Vita

Gli infermieri che lavorano in hospice o in cure palliative devono avere competenze specifiche nella gestione della fine della vita. Questo include la gestione del dolore e altri sintomi, il supporto emotivo e spirituale ai pazienti e alle famiglie, e la navigazione delle complesse decisioni mediche e etiche che possono sorgere in questa fase della vita del paziente.

Competenze Interdisciplinari

Lavorare efficacemente in team interdisciplinari è una competenza chiave, poiché gli infermieri spesso coordinano la cura tra vari specialisti e altri professionisti della salute. Questo richiede non solo eccellenti abilità comunicative ma anche una comprensione delle diverse discipline e dei loro contributi al piano di cura complessivo.

Formazione e Certificazione in Specialità

Molti infermieri perseguono formazione e certificazione in specialità specifiche per migliorare le loro competenze in aree precise. Ciò può includere oncologia, cure di emergenza, pediatria, chirurgia, e molte altre. Queste certificazioni sono spesso riconosciute a livello internazionale e possono significativamente migliorare le prospettive di carriera e la qualità delle cure fornite.

Innovazione e Ricerca

Infine, le competenze nella ricerca e nell'innovazione permettono agli infermieri di contribuire allo sviluppo di nuove terapie, pratiche di cura e tecnologie sanitarie. La partecipazione attiva nella ricerca clinica e la capacità di applicare i risultati alla pratica clinica sono fondamentali per avanzare nel campo dell'infermieristica e migliorare continuamente la cura del paziente.

Queste competenze rappresentano solo una frazione del vasto insieme di abilità tecniche che gli infermieri devono possedere e continuamente sviluppare. Attraverso l'educazione continua, la pratica clinica e la specializzazione, gli infermieri non solo affinano queste competenze ma elevano anche lo standard di cura nel loro campo, assicurando che i pazienti ricevano le migliori cure possibili.

Competenze in Salute Globale

Nel contesto della salute globale, gli infermieri devono essere preparati a gestire una varietà di malattie che possono non essere comuni nel loro paese d'origine. Ciò richiede una comprensione delle malattie tropicali, delle procedure di prevenzione delle epidemie e delle strategie di intervento in caso di crisi sanitarie internazionali. Gli infermieri con competenze in salute globale possono lavorare in missioni umanitarie o con organizzazioni internazionali di sanità, dove applicano le loro abilità in contesti spesso privi delle risorse tipiche degli ospedali occidentali.

Competenze in Salute Ambientale

Gli infermieri specializzati in salute ambientale si concentrano sugli impatti dell'ambiente sul benessere umano. Ciò include comprendere come l'inquinamento, il cambiamento climatico e i disastri naturali influenzano la salute pubblica e come mitigare questi effetti. Queste competenze sono particolarmente rilevanti per il lavoro in agenzie governative o ONG che si occupano di questioni di salute pubblica legate all'ambiente.

Abilità di Counseling e Supporto Mentale

Le abilità di counseling sono essenziali per gli infermieri in tutti i campi, specialmente in quelli che richiedono un'intensa interazione emotiva con i pazienti, come l'oncologia, la pediatria e la psichiatria. Queste competenze includono la capacità di ascoltare attivamente, offrire supporto emotivo, gestire conversazioni difficili e facilitare il coping con la malattia o la morte. Gli infermieri con forti abilità di counseling possono fare la differenza nel percorso di guarigione del paziente o nel suo approccio alla gestione della malattia.

Competenze di Navigazione Sanitaria

In un sistema sanitario complesso, gli infermieri spesso agiscono come navigatori sanitari per i pazienti, aiutandoli a comprendere le loro opzioni di trattamento, a navigare tra le varie strutture sanitarie e a ottenere l'accesso ai servizi necessari. Questo ruolo è particolarmente critico per i pazienti con malattie croniche complesse o per quelli che affrontano barriere linguistiche o culturali all'accesso alla cura.

Competenze in Informatica Sanitaria

Con l'aumento dell'uso delle tecnologie dell'informazione in sanità, gli infermieri devono essere proficienti nell'utilizzo di sistemi elettronici di registrazioni sanitarie, nella gestione dei dati dei pazienti e nell'interpretazione di queste informazioni per migliorare la cura. Le competenze in informatica sanitaria permettono agli infermieri di partecipare attivamente all'analisi dei dati per la ricerca e la pratica clinica, migliorando l'efficienza e la personalizzazione delle cure.

Formazione in Gestione delle Risorse

Gli infermieri, specialmente quelli in ruoli di leadership o gestionali, devono essere capaci di gestire le risorse umane, finanziarie e materiali. Ciò include la programmazione del personale, la gestione del budget e la supervisione della logistica in unità sanitarie o dipartimenti. La capacità di gestire efficacemente le risorse è cruciale per mantenere un'assistenza di alta qualità e per rispondere in modo flessibile alle fluttuazioni della domanda di cure.

Leadership in Advocacy e Politica Sanitaria

Gli infermieri con competenze avanzate possono assumere ruoli di advocacy e leadership influenzando la politica sanitaria e la pratica. Ciò include lavorare

con enti legislativi, partecipare a commissioni politiche
o guidare iniziative che mirano a migliorare le
condizioni di lavoro per gli infermieri e la qualità delle
cure per i pazienti. Queste competenze sono
fondamentali per gli infermieri che desiderano
influenzare attivamente le direzioni future della sanità
nel loro paese o a livello internazionale.

Competenze Multiculturali e Linguistiche

La capacità di comunicare efficacemente in più lingue e
di operare in contesti multiculturali è sempre più
importante, specialmente in aree con popolazioni
diverse e migranti. Gli infermieri con competenze
multiculturali e linguistiche possono fornire cure più
personalizzate e culturalmente sensibili, migliorando
significativamente l'efficacia delle interazioni sanitarie
e la soddisfazione del paziente. Queste abilità facilitano
la comprensione e il rispetto delle diverse usanze,
credenze religiose e pratiche culturali che influenzano
la salute e il benessere dei pazienti.

Gestione del Burnout e della Salute Mentale degli Infermieri

La gestione del burnout e la promozione della salute
mentale tra gli infermieri sono competenze critiche in
un ambiente professionale che può essere
estremamente stressante e emotivamente gravoso. Gli
infermieri devono essere addestrati non solo nel
riconoscere i segni di stress e burnout in se stessi e nei
colleghi, ma anche nel conoscere e accedere a risorse e
supporti efficaci. L'implementazione di strategie di

resilienza e il mantenimento del benessere psicologico
sono essenziali per la longevità e l'efficacia nella
carriera infermieristica.

Innovazione e Sviluppo di Nuovi Protocolli

La capacità di innovare e sviluppare nuovi protocolli
clinici è fondamentale per gli infermieri che cercano di
migliorare continuamente la qualità e l'efficienza delle
cure. Questo può includere l'implementazione di nuovi
dispositivi medici, lo sviluppo di tecnologie assistive, o
la creazione di interventi sanitari migliorati basati su
evidenze recenti. Gli infermieri innovatori sono spesso
coinvolti in progetti pilota e studi clinici che possono
definire nuove norme di trattamento.

Competenze in Educazione del Paziente Avanzata

Oltre a fornire cure dirette, gli infermieri svolgono un
ruolo cruciale nell'educazione dei pazienti e delle loro
famiglie su condizioni specifiche, gestione della salute
a casa e strategie preventive. Le competenze avanzate
in educazione del paziente includono la capacità di
adattare le informazioni a diversi stili di
apprendimento, livelli di comprensione e contesti
culturali, assicurando che i messaggi sanitari siano
comprensibili, accessibili e attuabili.

Utilizzo di Simulazioni Avanzate per la Formazione

Le simulazioni avanzate sono utilizzate sempre più
frequentemente nei programmi di formazione

infermieristica per preparare gli studenti a scenari reali in modo sicuro e controllato. Queste simulazioni possono variare da semplici procedure a interi scenari di emergenza che richiedono una risposta coordinata di un team. La competenza nell'utilizzo di queste tecnologie simulative non solo migliora le abilità cliniche degli infermieri ma rafforza anche la loro capacità di lavorare efficacemente sotto pressione.

Gestione della Salute Comunitaria

Gli infermieri sono spesso in prima linea nella gestione della salute comunitaria, lavorando in programmi di prevenzione delle malattie, campagne di sensibilizzazione sulla salute pubblica e iniziative di screening. Le competenze in salute comunitaria richiedono una comprensione delle dinamiche socio-economiche che influenzano la salute delle comunità e la capacità di sviluppare programmi che siano inclusivi e efficaci.

Sviluppo e Leadership di Team Multidisciplinari

Le competenze di leadership sono essenziali per gli infermieri che guidano o fanno parte di team multidisciplinari. Questi professionisti devono essere capaci di motivare e gestire team di professionisti con diverse specializzazioni, garantendo una comunicazione efficace e il raggiungimento degli obiettivi di cura congiunti. La leadership efficace include anche il mentoring di nuovi infermieri e altri professionisti della salute, promuovendo un ambiente di lavoro collaborativo e di supporto.

Ricerca e Contributi Accademici

Gli infermieri coinvolti nell'ambito accademico o nella ricerca contribuiscono significativamente alla base di conoscenza della professione infermieristica. Queste attività possono includere la conduzione di studi originali, la pubblicazione di risultati in riviste peer-reviewed, e la presentazione a conferenze internazionali. Le competenze in ricerca richiedono una comprensione approfondita dei metodi scientifici, statistica e analisi critica della letteratura esistente.

Questi elementi rappresentano solo una parte delle competenze tecniche avanzate e variate che gli infermieri possono possedere e sviluppare nel corso della loro carriera. Attraverso un impegno continuo nell'apprendimento e nell'adattamento professionale, gli infermieri non solo migliorano la loro pratica ma contribuiscono in modo sostanziale all'evoluzione dell'assistenza sanitaria e al benessere dei pazienti a livello globale.

Concludendo, le competenze tecniche degli infermieri sono vitali per una vasta gamma di attività sanitarie, dalla cura diretta dei pazienti alla gestione avanzata delle crisi, passando per l'educazione sanitaria e la partecipazione a ricerche di frontiera. Queste abilità sono fondamentali per rispondere efficacemente alle esigenze sempre più complesse del settore sanitario contemporaneo.

Gli infermieri devono padroneggiare una suite di competenze che include non solo le abilità cliniche di base, ma anche capacità specialistiche che si estendono alla diagnostica avanzata, alla gestione del dolore, al counseling e alla salute mentale, all'utilizzo di tecnologie d'avanguardia e alle strategie di comunicazione interculturale. Questo richiede un impegno continuo per l'apprendimento e l'aggiornamento professionale, che è essenziale per mantenere la qualità delle cure in un ambiente in rapida evoluzione.

L'importanza delle competenze tecniche è evidente non solo nella capacità degli infermieri di fornire cure di alta qualità ma anche nel loro ruolo di leader nella promozione di miglioramenti nelle pratiche sanitarie e nella politica sanitaria. Attraverso la formazione continua, la specializzazione e l'innovazione, gli infermieri non solo affrontano le sfide attuali ma definiscono anche il futuro dell'assistenza sanitaria, garantendo che i servizi siano sicuri, efficaci e sensibili alle necessità di tutte le comunità.

In definitiva, le competenze tecniche degli infermieri sono cruciali per il loro successo professionale e per il loro impatto sulla salute globale. Mantenere e espandere queste competenze attraverso l'educazione continua e la pratica riflessiva consente agli infermieri di restare all'avanguardia nel loro campo, migliorando continuamente la qualità delle cure e il benessere dei pazienti che servono.

5. Empatia e competenze interpersonali: importanza della comunicazione e dell'empatia nel trattamento dei pazienti.

L'empatia e le competenze interpersonali sono essenziali nel settore infermieristico, influenzando significativamente l'efficacia delle cure fornite e il benessere generale dei pazienti. Queste abilità non sono solo complementari alle competenze tecniche, ma sono centrali per creare un ambiente di cura positivo e supportivo.

L'Importanza dell'Empatia

L'empatia è la capacità di comprendere e condividere i sentimenti di un altro, un tratto fondamentale per gli infermieri che lavorano con pazienti spesso in condizioni di estrema vulnerabilità. Quando gli infermieri mostrano empatia, possono alleviare l'ansia e la paura dei pazienti, contribuendo a un'esperienza di cura più confortante e meno traumatica. L'empatia permette agli infermieri di vedere la situazione dal punto di vista del paziente, facilitando una comunicazione più efficace e aiutando a comprendere meglio le esigenze e le preoccupazioni del paziente.

Le Competenze Interpersonali nella Pratica Infermieristica

Le competenze interpersonali includono una vasta gamma di abilità comunicative, come l'ascolto attivo, la chiarezza nell'espressione, la capacità di leggere il linguaggio non verbale e la sensibilità culturale. Queste abilità sono cruciali per:

1. **Costruire Relazioni**: Stabilire un rapporto di fiducia con i pazienti è essenziale per una comunicazione efficace. Un buon rapporto facilita lo scambio di informazioni, consente una diagnosi più accurata e migliora la compliance del paziente nei confronti delle prescrizioni mediche.

2. **Gestire le Emozioni**: Gli infermieri spesso lavorano in situazioni di forte stress emotivo. Essere capaci di gestire le proprie emozioni e quelle dei pazienti e dei loro familiari è fondamentale, soprattutto in situazioni di crisi o quando si comunicano notizie difficili.

3. **Sostenere il Paziente e la Famiglia**: Le competenze interpersonali permettono agli infermieri di fornire supporto morale e psicologico ai pazienti e alle loro famiglie, aiutandoli a superare momenti difficili e a fare scelte informate riguardo alla loro cura.

4. **Facilitare la Multidisciplinarietà**: Gli infermieri spesso fungono da collegamento tra i pazienti e altri membri del team sanitario. Le abilità interpersonali sono essenziali per coordinare la cura e assicurare che tutte le parti siano informate e coinvolte nel processo di cura.

5. **Educazione del Paziente**: Educare i pazienti sul loro stato di salute, trattamenti disponibili e strategie di gestione della malattia richiede chiarezza comunicativa, pazienza e sensibilità, specialmente quando i pazienti sono ansiosi o resistenti alle informazioni fornite.

Impatto delle Competenze Empatiche e Interpersonali sui Risultati di Salute

La ricerca ha dimostrato che quando gli infermieri impiegano efficacemente l'empatia e le competenze interpersonali, i risultati di salute dei pazienti migliorano. I pazienti tendono a sentirsi più compresi, sono più propensi a seguire i piani di trattamento e manifestano livelli più bassi di ansia e depressione. Inoltre, l'uso di un approccio empatico può diminuire la probabilità di conflitti e malintesi, migliorando l'efficienza operativa e la soddisfazione del paziente e del personale.

In conclusione, l'empatia e le competenze interpersonali sono tanto cruciali quanto le competenze cliniche nella pratica infermieristica. Attraverso l'uso di queste competenze, gli infermieri non solo migliorano la qualità della cura ma rafforzano anche il legame umano fondamentale tra paziente e professionista sanitario, creando un ambiente di cura che favorisce guarigione, comfort e fiducia.

Abilità di Negoziazione e Mediazione

Gli infermieri spesso si trovano in situazioni in cui devono mediare tra diverse aspettative e richieste, sia da parte dei pazienti e dei loro familiari che dei membri del team di cura. Le competenze di negoziazione e mediazione sono cruciali per navigare queste situazioni, assicurando che vengano prese decisioni che rispettino le esigenze cliniche e le preferenze del paziente, pur mantenendo una collaborazione efficace all'interno del team sanitario. Questo equilibrio è essenziale per la gestione dei casi complessi e per la risoluzione di conflitti che possono sorgere in un ambiente sanitario dinamico.

Ascolto Attivo e Feedback

L'ascolto attivo è una competenza fondamentale che permette agli infermieri di comprendere pienamente le preoccupazioni, le paure e le domande dei pazienti. Questa forma di ascolto implica una piena attenzione e una risposta attenta che conferma al paziente di essere ascoltato. Importante è anche la capacità di fornire feedback efficace, che aiuta a chiarire e a guidare ulteriori conversazioni, assicurando che il paziente e la famiglia comprendano i piani di cura e le raccomandazioni mediche.

Capacità di Adattamento alla Diversità Culturale

In un mondo sempre più globalizzato, la capacità di interagire efficacemente con pazienti di diverse culture è un aspetto cruciale delle competenze interpersonali. Gli infermieri devono essere sensibili alle varie norme culturali, credenze religiose e pratiche sociali che possono influenzare come i pazienti percepiscono la malattia, rispondono al trattamento e comunicano i loro bisogni. La formazione interculturale può aiutare gli infermieri a evitare incomprensioni e a fornire cure che rispettano le differenze individuali.

Gestione dello Stress e Autocura

Le competenze interpersonali includono anche la capacità dell'infermiere di gestire il proprio stress e di impegnarsi nell'autocura. Lavorare in un ambiente sanitario può essere emotivamente gravoso, quindi essere capaci di riconoscere i propri limiti e adottare strategie di autocura è fondamentale per mantenere l'efficacia professionale e personale benessere. Gli infermieri che praticano l'autocura possono essere più presenti e empatici con i loro pazienti, migliorando così l'interazione e le cure fornite.

Comunicazione non Verbale

Oltre alle parole, la comunicazione non verbale gioca un ruolo significativo nell'interazione con i pazienti. Il linguaggio del corpo, il contatto visivo, l'espressione facciale e il tono della voce possono tutti influenzare come un messaggio è ricevuto e interpretato. Gli infermieri devono essere consapevoli di questi segnali e saperli utilizzare efficacemente per rafforzare la comunicazione verbale, mostrare empatia e rassicurazione e stabilire un rapporto di fiducia.

Educazione Continua in Comunicazione

Per mantenere e migliorare le competenze interpersonali, gli infermieri possono partecipare a workshop, seminari e altre opportunità di formazione che si concentrano su abilità di comunicazione avanzate, gestione dei conflitti e counseling. L'apprendimento continuo in queste aree permette agli infermieri di rimanere aggiornati sulle migliori pratiche e di sviluppare nuove strategie per interagire efficacemente con i pazienti e i colleghi.

Mentorship e Coaching

Experienced nurses often take on mentorship and coaching roles, helping newer nurses develop their interpersonal skills. This guidance is crucial for the professional development of less experienced nurses, providing them with real-world advice and examples of how to handle complex patient interactions. Mentorship and coaching not only enhance the learning process but also reinforce the importance of empathy and effective communication throughout the nursing profession.

Queste abilità interpersonali non solo migliorano la qualità dell'assistenza fornita ma rafforzano anche le relazioni all'interno del team di cura e tra paziente e professionista sanitario, creando un ambiente di cura più cooperativo e compassionevole.

Sensibilità alle Dinamiche Familiari

Nell'ambito della cura dei pazienti, gli infermieri spesso interagiscono non solo con il singolo paziente ma con l'intero nucleo familiare, che può avere le proprie dinamiche complesse e sensibilità. La capacità di comprendere e navigare queste dinamiche senza giudizio, offrendo supporto e comunicazione chiara, è fondamentale. Questo richiede un alto livello di sensibilità e attenzione ai vari ruoli e relazioni presenti all'interno della famiglia, nonché la capacità di mediatore in situazioni di stress o conflitto.

Empatia nella Gestione del Dolore

Gli infermieri spesso si trovano a dover gestire il dolore fisico e emotivo dei pazienti. La loro abilità di mostrare empatia in queste situazioni non solo può alleviare la sofferenza del paziente, ma può anche aiutare a stabilire un migliore piano di cura che consideri tutti gli aspetti del benessere del paziente. L'empatia permette agli infermieri di valutare meglio l'intensità del dolore e la risposta del paziente ai trattamenti, essenziale per il controllo del dolore efficace.

Comunicazione Efficace in Situazioni Critiche

In contesti di alta tensione, come le unità di terapia intensiva o le situazioni di emergenza, la capacità di comunicare chiaramente e calmamente diventa cruciale. Gli infermieri devono essere capaci di trasmettere informazioni vitali rapidamente e senza ambiguità a colleghi e pazienti. Questo richiede non solo precisione linguistica, ma anche la capacità di leggere e rispondere rapidamente alla comprensione altrui, adattando il messaggio se necessario per garantire che l'informazione critica sia compresa e attuata immediatamente.

Abilità di Ascolto Attivo in Ambiti Multiculturali

Data la crescente diversità delle popolazioni che gli infermieri servono, l'abilità di ascoltare attivamente e senza pregiudizi è particolarmente preziosa. Questo include la comprensione di accenti, modi di espressione e norme comunicative di culture diverse, che possono influenzare come i pazienti descrivono i loro sintomi o esprimono le loro preoccupazioni. La capacità di ascoltare e interpretare correttamente queste comunicazioni è fondamentale per una diagnosi accurata e per il trattamento efficace.

Negoziazione e Gestione dei Conflitti

Gli infermieri devono spesso fungere da mediatori tra i pazienti e altri professionisti sanitari o tra i membri della famiglia del paziente. Le competenze di negoziazione e la gestione dei conflitti sono quindi essenziali per risolvere le divergenze in modo che rispetti gli interessi di tutte le parti e mantenga l'armonia all'interno del team di cura e della famiglia del paziente. Ciò richiede pazienza, diplomazia e una solida comprensione delle dinamiche interpersonali.

Sviluppo Continuo delle Competenze Interpersonali

L'efficacia delle competenze interpersonali non è statica; richiede un impegno costante per il miglioramento attraverso la formazione, il feedback e la pratica. Gli infermieri possono beneficiare di sessioni di role-playing, peer review, e formazione continua specifica che affronta sia la teoria che la pratica della comunicazione e dell'empatia. Questi approcci formativi aiutano a rafforzare le abilità esistenti e a svilupparne di nuove, assicurando che gli infermieri rimangano efficaci comunicatori e fornitori di cura compassionevoli.

Coinvolgimento del Paziente nel Processo di Cura

Infine, il coinvolgimento attivo del paziente nel processo di cura è un aspetto critico delle competenze interpersonali. Gli infermieri che incoraggiano i pazienti a partecipare attivamente alle decisioni riguardanti la loro cura tendono a vedere migliori risultati di salute. Questo coinvolgimento richiede una comunicazione aperta, dove i pazienti si sentono ascoltati, rispettati e valorizzati. Gli infermieri devono quindi essere abili nel facilitare queste interazioni, rendendo i pazienti partner attivi nella gestione della loro salute.

Queste abilità, che abbracciano la gamma completa delle interazioni umane all'interno del contesto sanitario, sono cruciali per la pratica infermieristica.

L'empatia e le competenze interpersonali non solo migliorano l'esperienza del paziente e i risultati clinici ma rafforzano anche il ruolo degli infermieri come professionisti essenziali nel panorama sanitario globale.

Concludendo, l'empatia e le competenze interpersonali sono indispensabili per gli infermieri, poiché influenzano profondamente la qualità dell'assistenza e l'efficacia delle cure fornite. Queste abilità non solo aiutano a stabilire e mantenere relazioni terapeutiche efficaci con i pazienti e le loro famiglie, ma facilitano anche la collaborazione tra vari membri del team di cura e migliorano la gestione delle dinamiche di gruppo in ambienti sanitari complessi.

La capacità di comprendere e condividere le emozioni altrui, fondamentale nel concetto di empatia, permette agli infermieri di rispondere in modo più adeguato alle esigenze dei pazienti. Questo non solo migliora l'esperienza del paziente, riducendo ansia e stress, ma promuove anche una maggiore aderenza ai piani di trattamento e una più rapida guarigione. L'empatia, insieme a solide competenze comunicative, consente agli infermieri di fungere da sostenitori efficaci per i loro pazienti, affrontando e negoziando le complesse strutture sanitarie per migliorare l'accesso e la qualità delle cure.

Le competenze interpersonali, come l'ascolto attivo, la gestione dei conflitti, e la comunicazione non verbale, sono altrettanto cruciali. Queste abilità permettono agli infermieri di navigare attraverso le complesse emozioni e situazioni che emergono quotidianamente nelle cure sanitarie, dalla consegna di diagnosi difficili alla gestione delle aspettative dei pazienti e delle loro famiglie.

In definitiva, l'investimento continuo nello sviluppo dell'empatia e delle competenze interpersonali non solo rafforza il ruolo degli infermieri come pilastri essenziali del sistema sanitario ma arricchisce anche la professione infermieristica, contribuendo a una pratica più olistica e centrata sul paziente. Gli infermieri, dotati di queste competenze, sono meglio equipaggiati per affrontare le sfide del settore sanitario moderno, garantendo che la cura sia sempre fornita con compassione e comprensione profonda delle necessità umane.

6. Gestione dello stress: strategie per affrontare il lavoro in situazioni di alta pressione.

La gestione dello stress è fondamentale per gli infermieri, i quali spesso lavorano in ambienti ad alta pressione che possono avere un impatto significativo sul loro benessere fisico e mentale. Imparare a gestire efficacemente lo stress non solo aiuta a mantenere la salute e la produttività, ma migliora anche la qualità delle cure fornite ai pazienti. Ecco alcune strategie

collaudate che possono aiutare gli infermieri a gestire
lo stress associato al loro ambiente di lavoro.

Tecniche di Rilassamento

Gli infermieri possono impiegare varie tecniche di
rilassamento per mitigare gli effetti dello stress
immediato durante o dopo un turno di lavoro.
Tecniche come la respirazione profonda, la
meditazione guidata, lo yoga o la pratica mindfulness
sono state dimostrate efficaci nel ridurre i livelli di
stress e ansia. Anche pochi minuti di questi esercizi al
giorno possono fare una grande differenza nel recupero
mentale e fisico.

Gestione del Tempo

Una gestione efficace del tempo è cruciale in un
ambiente ospedaliero frenetico. Gli infermieri
dovrebbero sviluppare e mantenere un sistema di
gestione del tempo che includa la pianificazione
adeguata delle attività, la priorità ai compiti e una
comunicazione efficace con i colleghi per evitare
sovraccarichi. L'utilizzo di agende, app e altri strumenti
digitali può aiutare a tenere traccia dei compiti e
gestire il carico di lavoro in modo più efficiente.

Supporto Sociale

Mantenere una rete di supporto sociale, sia all'interno
che all'esterno dell'ambiente lavorativo, è essenziale
per gli infermieri. Parlare delle proprie esperienze e
sfide con colleghi, amici o familiari può fornire sollievo
emotivo e nuove prospettive su come gestire

determinate situazioni. Molti ospedali offrono gruppi di supporto e risorse di counseling per il personale, che possono essere di grande aiuto.

Formazione e Educazione Continua

Partecipare a sessioni di formazione su come gestire lo stress e sviluppare la resilienza può dotare gli infermieri degli strumenti necessari per affrontare meglio le sfide quotidiane. L'educazione continua può includere workshop, seminari o corsi che focalizzano sulla salute mentale, sulla gestione dello stress e sullo sviluppo della resilienza.

Esercizio Fisico Regolare

L'attività fisica è un potente antidoto allo stress. Gli infermieri dovrebbero cercare di integrare l'esercizio fisico nella loro routine settimanale, sia che si tratti di allenamenti intensi, jogging, nuoto o semplicemente camminate regolari. L'esercizio fisico non solo aiuta a ridurre la tensione accumulata, ma migliora anche l'umore attraverso la produzione di endorfine.

Alimentazione Sana

Mantenere una dieta equilibrata è fondamentale per gestire lo stress. Gli infermieri dovrebbero fare attenzione a consumare pasti regolari ricchi di nutrienti che supportano il cervello e il corpo, evitando l'eccesso di caffeina o zuccheri che possono causare picchi e cali di energia.

Bilanciamento tra Lavoro e Vita Privata

È essenziale che gli infermieri mantenano un sano equilibrio tra vita lavorativa e personale. Ciò può significare stabilire limiti chiari tra gli orari di lavoro e il tempo libero e assicurarsi di dedicare tempo alle attività di svago e al riposo. Prendersi tempo per hobby, interessi e tempo con i cari può rinfrescare la mente e ridurre i sentimenti di esaurimento.

Valutazione Professionale

Infine, gli infermieri dovrebbero fare autovalutazioni regolari delle loro reazioni allo stress e considerare la ricerca di aiuto professionale se si trovano a lottare regolarmente. Psicologi, terapisti e altri professionisti della salute mentale possono fornire strategie efficaci per gestire lo stress a lungo termine e prevenire il burnout.

Implementando queste strategie, gli infermieri possono trovare modi più efficaci per gestire lo stress associato al loro ruolo professionale, migliorando così la propria salute e la qualità delle cure che sono in grado di offrire.

Autoconsapevolezza e Riflessione Personale

Un'altra strategia efficace per la gestione dello stress è lo sviluppo dell'autoconsapevolezza. Gli infermieri possono trarre grande beneficio dall'apprendere a riconoscere i propri segnali di stress fisico ed emotivo e dall'agire in base a questi segnali prima che il livello di stress diventi troppo alto. La riflessione personale mediante diari o sessioni di debriefing può aiutare gli infermieri a identificare le cause specifiche dello stress e a trovare modi personalizzati per affrontarle.

Tecniche di Mindfulness e Meditazione

La pratica regolare della mindfulness e della meditazione può offrire agli infermieri un modo per calmare la mente, centrare i pensieri e ridurre lo stress globale. Queste tecniche aiutano a focalizzare l'attenzione sul momento presente, riducendo la tendenza a preoccuparsi per il futuro o a rimuginare sugli eventi passati. Molte app e programmi online offrono guide alla meditazione che possono essere facilmente integrate nella routine quotidiana.

Uso di Tecnologia Assistiva

Gli infermieri possono sfruttare la tecnologia per aiutarli a gestire lo stress. App di mindfulness, di gestione del tempo e di monitoraggio del benessere possono fornire strumenti pratici per organizzare il carico di lavoro, monitorare i livelli di stress e promuovere abitudini sane. Queste app possono includere funzionalità come promemoria per pause regolari, esercizi di respirazione guidata o tracciamento delle attività fisiche.

Sviluppo di Competenze di Assertività

Le competenze di assertività sono vitali per gli infermieri, permettendo loro di comunicare efficacemente i propri bisogni e limiti senza sentirsi sopraffatti dalle richieste altrui. L'assertività può aiutare a gestire le aspettative di colleghi e pazienti, prevenendo i conflitti e riducendo le possibilità di stress derivante da malintesi o comunicazioni inefficaci.

Tecniche di Rilassamento Progressivo

La tecnica di rilassamento muscolare progressivo, che coinvolge il teso-rilassamento di diversi gruppi muscolari, può essere particolarmente utile per gli infermieri prima o dopo i turni di lavoro. Questa pratica può aiutare a ridurre la tensione fisica accumulata e a promuovere un senso di calma fisica e mentale.

Gestione del Sonno

Una buona igiene del sonno è essenziale per gli infermieri, data la natura spesso erratico dei loro orari di lavoro. Strategie per migliorare la qualità del sonno includono stabilire una routine regolare, limitare l'esposizione alla luce blu prima di dormire e creare un ambiente confortevole e rilassante in camera da letto. Dormire a sufficienza ogni notte è cruciale per il recupero fisico e mentale e può migliorare significativamente la gestione dello stress.

Counseling e Terapia Professionale

In alcuni casi, parlare con un terapeuta o un counselor può fornire supporto aggiuntivo nella gestione dello stress. Questi professionisti possono offrire strategie personalizzate per affrontare le sfide specifiche e aiutare a sviluppare piani di azione efficaci per mantenere il benessere psicologico a lungo termine.

Creazione di un Ambiente di Supporto sul Lavoro

Favorire un ambiente di supporto sul posto di lavoro può anche aiutare a mitigare lo stress. Ciò può includere la promozione di una cultura di apertura e supporto tra i colleghi, l'incoraggiamento alla condivisione delle esperienze e la creazione di una rete di sostegno interna che permetta ai membri del team di aiutarsi a vicenda nei momenti difficili.

Attraverso l'adozione di queste e altre strategie, gli infermieri possono non solo gestire più efficacemente il proprio stress, ma possono anche migliorare la propria resilienza di fronte alle sfide quotidiane dell'ambiente sanitario. Questo non solo beneficia la loro salute personale, ma anche la qualità dell'assistenza che sono in grado di fornire ai loro pazienti.

Utilizzo di Risorse di Peer Support

Molti ospedali e strutture sanitarie ora offrono programmi di supporto tra pari, dove gli infermieri possono condividere esperienze, sfide e strategie di coping in un ambiente sicuro e supportivo. Questi programmi possono aiutare a ridurre il senso di isolamento, aumentare la comprensione reciproca e fornire un forum per discutere problemi specifici del settore con colleghi che possono offrire empatia e consigli pratici basati sulla loro esperienza diretta.

Partecipazione a Workshop e Ritiri

Partecipare a workshop o ritiri focalizzati sulla riduzione dello stress e sulla cura di sé può essere un modo efficace per gli infermieri di disconnettersi temporaneamente dalle pressioni del lavoro e ricaricare mentalmente e fisicamente. Questi eventi possono offrire un'ampia gamma di attività, come sessioni di yoga, meditazione, tecniche di respirazione e workshop su come gestire lo stress e l'ansia, fornendo strumenti utili che gli infermieri possono poi applicare nella loro vita quotidiana.

Sviluppo di Hobby e Interessi Fuori dal Lavoro

Cultivare interessi e hobby al di fuori del contesto lavorativo può aiutare gli infermieri a mantenere un equilibrio tra lavoro e vita privata e ridurre il rischio di burnout. Che si tratti di arte, musica, sport o qualsiasi altra attività ricreativa, impegnarsi in passioni che distolgono dall'ambiente sanitario può offrire una preziosa valvola di sfogo per lo stress e un senso di soddisfazione e realizzazione personale.

Utilizzo di Servizi di Counseling Professionale

Molti infermieri traggono beneficio dall'accesso a servizi di counseling professionale, che possono offrire supporto personalizzato per affrontare non solo lo stress legato al lavoro, ma anche questioni personali che possono influenzare il benessere complessivo. Questi servizi possono includere terapia individuale, sessioni di gruppo o programmi specializzati che affrontano temi come la gestione dello stress, l'ansia o la depressione.

Implementazione di Programmi di Resilienza

Alcune organizzazioni sanitarie implementano programmi di resilienza specificamente progettati per il personale infermieristico, mirati a rafforzare la capacità degli infermieri di affrontare lo stress e le sfide del loro ambiente di lavoro. Questi programmi possono includere formazione sulla resilienza, tecniche di mindfulness, gestione delle emozioni e strategie per mantenere la salute fisica e mentale.

Pratica della Gratitudine

La pratica quotidiana della gratitudine può avere effetti potenti sul benessere mentale. Gli infermieri possono beneficiare dal prendere tempo ogni giorno per riflettere sugli aspetti positivi del loro lavoro e della loro vita, riconoscendo i successi, no matter how small, and appreciating the support of colleagues and the recovery of patients. This focus on the positive can help mitigate the effects of the daily stresses and emotional toll of nursing.

Stabilire Limiti Chiari

Imparare a stabilire e mantenere limiti chiari tra il lavoro e la vita personale è essenziale per gli infermieri per prevenire l'esaurimento. Questo può significare sapere quando e come dire "no" a turni extra, delegare compiti quando appropriato, e assicurarsi di prendersi pause regolari durante i turni di lavoro per prevenire l'affaticamento fisico e mentale.

Auto-monitoraggio e Auto-assistenza

Gli infermieri dovrebbero essere incoraggiati a monitorare regolarmente la loro salute fisica e mentale e a cercare attivamente modi per prendersi cura di se stessi. Questo può includere regolari controlli medici, mantenere una dieta equilibrata, esercizio fisico regolare, e garantire un adeguato riposo e recupero tra i turni di lavoro.

Creazione di un Ambiente di Lavoro Positivo

Cultivare un ambiente di lavoro positivo può giocare un ruolo cruciale nel ridurre lo stress. Questo include promuovere una cultura di rispetto, supporto e riconoscimento all'interno del team infermieristico. Celebrare i successi, condividere storie di cura efficace e riconoscere i contributi individuali possono tutti contribuire a un ambiente di lavoro più positivo e meno stressante.

Adottando e promuovendo queste strategie, gli infermieri possono non solo gestire più efficacemente lo stress legato al loro ruolo professionale ma possono anche migliorare significativamente la loro qualità di vita e quella dei pazienti che servono.

Adozione di Tecniche di Decompressione Post-Turno

Gli infermieri possono beneficiare dell'adozione di routine di decompressione specifiche dopo i turni di lavoro, soprattutto dopo quelli particolarmente stressanti. Queste possono includere tecniche come la scrittura riflessiva, dove gli infermieri scrivono su esperienze di lavoro per elaborarle emotivamente, o l'ascolto di musica calmante durante il viaggio di ritorno a casa per facilitare la transizione dallo stress lavorativo alla calma domestica.

Impiego di Strategie di Problem Solving

Sviluppare e affinare competenze di problem solving può aiutare gli infermieri a gestire meglio lo stress relativo a situazioni difficili o inaspettate. Tecniche come il brainstorming per soluzioni, la consultazione con colleghi, o la partecipazione a sessioni di formazione su come affrontare e risolvere i problemi specifici del contesto sanitario possono essere strumenti efficaci.

Uso di Aromaterapia e Altri Approcci Olistici

L'aromaterapia può essere utilizzata come un intervento per ridurre lo stress e promuovere il relax. Gli oli essenziali come la lavanda, il bergamotto e il sandalo sono noti per le loro proprietà calmanti e possono essere diffusi nei locali di lavoro o utilizzati personalmente in piccole quantità per aiutare a ridurre la tensione durante o dopo i turni di lavoro.

Sviluppo di una Mentalità Resiliente

Incoraggiare lo sviluppo di una mentalità resiliente tra gli infermieri è cruciale per la gestione dello stress a lungo termine. Ciò include il riconoscere che gli incontri difficili sono parte del lavoro, ma non definiscono il valore personale o professionale dell'infermiere. Programmi di formazione che promuovono la resilienza possono includere elementi di coaching, tecniche di coping adattativo e strategie per mantenere una prospettiva positiva.

Condivisione di Esperienze in Gruppi di Lavoro

Creare spazi sicuri dove gli infermieri possono condividere liberamente le loro esperienze e sfide lavorative con i colleghi può fornire un notevole sollievo emotivo e può promuovere una cultura di supporto e comprensione all'interno della squadra. Questi incontri possono facilitare la condivisione di strategie di coping e rafforzare i legami tra i membri del team, contribuendo a un ambiente di lavoro meno stressante.

Organizzazione di Ritiri di Team

Organizzare ritiri di team fuori dall'ambiente ospedaliero può offrire ai membri del personale una pausa rigenerante e la possibilità di rafforzare i rapporti con i colleghi in un contesto meno stressante. Questi ritiri possono includere attività di team building, sessioni di benessere e workshop su temi come la gestione dello stress e la comunicazione efficace.

Valutazione Continua del Clima Lavorativo

Le istituzioni sanitarie possono adottare misure proattive per valutare e migliorare regolarmente il clima lavorativo. Questo può includere sondaggi anonimi sul benessere dei dipendenti, interviste o sessioni di feedback che permettono agli infermieri di esprimere le proprie preoccupazioni e suggerimenti per migliorare le condizioni di lavoro. Agire su questi feedback può portare a cambiamenti significativi che riducono lo stress organizzativo.

Incoraggiamento all'Uso di Giorni di Permesso

Promuovere attivamente l'uso di giorni di permesso per il riposo e il recupero può aiutare a prevenire l'esaurimento tra gli infermieri. Assicurarsi che il personale si senta in grado di prendere tempo libero senza sentirsi in colpa o sotto pressione può contribuire a mantenere un team più felice e più sano.

Implementazione di Programmi di Wellness

Sviluppare e implementare programmi di wellness che indirizzano specificamente le necessità degli infermieri, come sessioni di stretching guidato durante i turni, accesso a cibo sano nelle mense ospedaliere, o programmi di incentivi per l'esercizio fisico, possono avere impatti positivi sul benessere fisico e mentale.

Formazione dei Leader su Come Supportare i Loro Team

Infine, formare i leader e i supervisori su come supportare efficacemente i loro team è fondamentale. I leader devono essere dotati delle competenze per riconoscere lo stress nei membri del loro team, fornire supporto adeguato, e intervenire in modo appropriato per mitigare i fattori di stress sul posto di lavoro.

Adottando queste e altre strategie, gli infermieri e le organizzazioni sanitarie possono lavorare insieme per creare un ambiente di lavoro che minimizzi lo stress e promuova un approccio proattivo al mantenimento del benessere mentale e fisico, garantendo che gli infermieri possano continuare a fornire cure di alta qualità ai loro pazienti.

Integrazione di Sessioni di Debriefing Regolari

Integrare sessioni di debriefing regolari dopo eventi particolarmente stressanti o complessi turni di lavoro può fornire un supporto cruciale agli infermieri. Queste sessioni permettono al team di discutere apertamente le esperienze vissute, condividere sentimenti e strategie di coping, e apprendere l'uno dall'altro in un ambiente controllato e supportivo. Questo può aiutare a prevenire l'accumulo di stress e a promuovere un senso di coesione e supporto all'interno del team.

Promozione della Salute Mentale come Priorità

Le istituzioni sanitarie possono sottolineare l'importanza della salute mentale, mettendo essa su pari livello con la salute fisica. Questo può includere la fornitura di risorse accessibili, come terapisti in loco o programmi di assistenza ai dipendenti, e la normalizzazione della discussione sulla salute mentale per ridurre lo stigma e incoraggiare gli infermieri a cercare aiuto quando necessario.

Adozione di Politiche di Lavoro Flessibili

Adottare politiche di lavoro flessibili può aiutare a ridurre lo stress tra gli infermieri, consentendo loro di avere un maggiore controllo sui propri orari e bilanciando meglio le esigenze lavorative con quelle personali e familiari. Lavoro da remoto per compiti amministrativi, orari flessibili e la possibilità di scambi di turni sono esempi di come le politiche flessibili possono essere implementate in un contesto sanitario.

Strategie di Coping Personalizzate

Incoraggiare gli infermieri a sviluppare e utilizzare strategie di coping personalizzate basate sui loro interessi e stili di vita può migliorare significativamente la gestione dello stress. Questo può includere attività come pittura, scrittura, sport, o qualsiasi altra passione che possa servire come sfogo creativo o fisico.

Monitoraggio e Interventi Proattivi

Istituire un sistema di monitoraggio dello stress tra gli infermieri che permetta di identificare precocemente i segni di stress e burnout e di intervenire proattivamente. Questo potrebbe includere sondaggi regolari sul benessere, valutazioni di stress e sessioni di feedback con i supervisori, che possono aiutare a modificare le condizioni di lavoro prima che i problemi diventino gravi.

Formazione sull'Intelligenza Emotiva

Fornire formazione sull'intelligenza emotiva può equipaggiare gli infermieri con le competenze necessarie per riconoscere e gestire le proprie emozioni e quelle degli altri in modo efficace. Questo tipo di formazione può aiutare gli infermieri a navigare in situazioni stressanti mantenendo la calma e la chiarezza, contribuendo a una migliore dinamica di team e a interazioni più positive con i pazienti.

Accesso a Spazi di Riposo e Ricreazione

Garantire che gli infermieri abbiano accesso a spazi dedicati al riposo e alla ricreazione durante i turni può offrire loro un'opportunità necessaria per disconnettersi temporaneamente dalle pressioni del lavoro. Aree di pausa confortevoli, spazi per l'attività fisica e zone tranquille per la meditazione o la lettura possono fornire un sostegno tangibile al benessere quotidiano.

Coinvolgimento in Decisioni Organizzative

Coinvolgere attivamente gli infermieri nelle decisioni organizzative che influenzano il loro lavoro può ridurre lo stress, aumentando il senso di controllo e appartenenza. Questo coinvolgimento può variare dalla partecipazione a comitati per la sicurezza dei pazienti fino alla collaborazione nello sviluppo di politiche di personale e procedure operative.

Riconoscimento e Ricompense

Implementare un sistema di riconoscimento e ricompense che valorizzi l'impegno e il duro lavoro degli infermieri può contribuire significativamente alla loro motivazione e soddisfazione lavorativa. Riconoscimenti come il dipendente del mese, premi per l'innovazione nel caregiving o bonus per il rag

Concludendo, la gestione dello stress nel campo infcrmicristico è una componente critica che influisce non solo sul benessere individuale degli infermieri, ma anche sulla qualità complessiva delle cure che sono in grado di offrire ai pazienti. Per affrontare efficacemente lo stress associato a questo ambiente ad alta pressione, è essenziale l'adozione di una serie di strategie proattive e il supporto organizzativo.

Le tecniche di rilassamento come la meditazione, lo yoga e la respirazione profonda forniscono aiuti immediati per ridurre la tensione fisica e mentale. La gestione del tempo e l'organizzazione del lavoro sono fondamentali per prevenire il sovraccarico e migliorare l'efficienza. Il supporto sociale, sia attraverso reti professionali che personali, offre un ventaglio di risorse emotive e pratiche per gli infermieri durante i periodi difficili.

La formazione continua e lo sviluppo professionale giocano un ruolo cruciale nel fornire agli infermieri gli

strumenti necessari per affrontare e gestire lo stress.
Inoltre, politiche di lavoro flessibili possono aiutare gli
infermieri a mantenere un equilibrio tra vita
professionale e personale, essenziale per la loro salute
mentale a lungo termine.

Gli ambienti di lavoro dovrebbero incoraggiare la
pratica regolare della gratitudine, il riconoscimento
delle prestazioni e l'accesso a spazi di riposo adeguati,
contribuendo a creare un'atmosfera positiva e
supportiva. La partecipazione attiva degli infermieri
nelle decisioni organizzative e nelle politiche può
aumentare il senso di controllo e appartenenza,
riducendo la frustrazione e lo stress.

È anche importante che gli infermieri abbiano accesso
a servizi di counseling professionale e a programmi di
assistenza ai dipendenti per affrontare problemi di
stress più seri o persistenti. Implementare e mantenere
programmi di resilienza e benessere può aiutare a
costruire una forza lavoro di infermieri più felice, più
sana e più capace di gestire le sfide quotidiane del loro
campo professionale.

In ultima analisi, un approccio olistico alla gestione
dello stress che combina supporto individuale e
istituzionale non solo migliorerà la salute e il benessere
degli infermieri, ma rafforzerà anche l'intero sistema
sanitario, promuovendo un ambiente di cura più
compassionevole e efficace per tutti.

7. Etica e deontologia professionale: confronto con dilemmi etici comuni

L'etica e la deontologia professionale sono aspetti fondamentali della pratica infermieristica, data la natura delicata e spesso critica delle decisioni che gli infermieri devono prendere quotidianamente. Affrontare dilemmi etici è una parte inevitabile del loro lavoro, e comprendere come navigare queste situazioni complesse è essenziale per garantire la qualità delle cure e il rispetto dei diritti dei pazienti. Di seguito sono esplorati alcuni dilemmi etici comuni nel campo dell'infermieristica e le strategie per affrontarli.

Rispetto dell'Autonomia del Paziente vs. Bene Supremo

Uno dei dilemmi più comuni si verifica quando l'autonomia del paziente entra in conflitto con ciò che il team sanitario ritiene essere nel suo migliore interesse. Ad esempio, un paziente potrebbe rifiutare un trattamento che potenzialmente potrebbe salvargli la vita. In questi casi, gli infermieri devono bilanciare il rispetto delle scelte personali del paziente con il loro dovere professionale di agire nell'interesse del paziente. Le linee guida etiche raccomandano di rispettare le decisioni del paziente finché sono pienamente informati e capaci di prendere tali decisioni, ma anche di cercare di educare e informare il paziente sui possibili risultati delle loro scelte.

Confidenzialità vs. Necessità di Condividere Informazioni

La confidenzialità del paziente è un principio cardine dell'etica infermieristica, ma possono verificarsi situazioni in cui condividere informazioni potrebbe beneficiare il paziente o proteggere altri. Ad esempio, se un infermiere viene a conoscenza di informazioni che potrebbero prevenire un danno serio a terzi, come nel caso di malattie contagiose o quando un paziente rappresenta una minaccia per altri, il dilemma etico si intensifica. Gli infermieri devono considerare le leggi sulla privacy e sulla salute pubblica, consultarsi con colleghi e responsabili etici, e talvolta prendere decisioni difficili sull'opportunità di divulgare informazioni.

Gestione della Scarsità di Risorse

La scarsità di risorse, come in situazioni di crisi o in ambienti con risorse limitate, può portare a dilemmi etici riguardo a chi dovrebbe ricevere trattamenti, in che modo e quando. Gli infermieri possono trovarsi a dover prendere decisioni su come distribuire risorse limitate, il che può coinvolgere la valutazione delle necessità dei pazienti contro la probabilità di benefici del trattamento. L'etica professionale richiede che queste decisioni siano prese in modo equo e giusto, basato su criteri medici e non su preferenze personali o sociali.

Fine della Vita e Decisioni di Cure Palliative

Le decisioni riguardanti le cure di fine vita presentano dilemmi etici significativi, specialmente quando i desideri del paziente, della famiglia e le raccomandazioni mediche non sono allineati. Gli infermieri devono navigare queste acque spesso turbolente cercando di rispettare la dignità e i desideri del paziente, fornire supporto emotivo alle famiglie e adempiere ai loro doveri professionali di fornire cure compassionevoli ed efficaci.

Conflitti Interpersonali e Professionali

I dilemmi etici possono anche sorgere da conflitti tra colleghi, tra personale infermieristico e medici o altri professionisti sanitari. Gli infermieri possono trovarsi di fronte a disaccordi sulle modalità di cura o a comportamenti non etici da parte di altri professionisti. In questi casi, è essenziale che gli infermieri mantengano standard professionali elevati, discutano apertamente le preoccupazioni in modo professionale e, se necessario, coinvolgano supervisori o comitati etici per risolvere la situazione.

In conclusione, la capacità di affrontare dilemmi etici in modo efficace è una componente essenziale della pratica infermieristica. Richiede una comprensione profonda dei principi etici, una comunicazione eccellente, la capacità di prendere decisioni ben ponderate e la forza di aderire a tali decisioni nonostante le possibili difficoltà. L'educazione continua sull'etica, la partecipazione a discussioni di caso e il supporto da parte di colleghi e mentori sono tutti strumenti preziosi che possono aiutare gli infermieri a navigare con successo questi complessi dilemmi.

Imparzialità nel Trattamento dei Pazienti

Gli infermieri possono trovarsi di fronte a dilemmi etici quando si tratta di trattare tutti i pazienti con imparzialità, specialmente in ambienti con diversità culturale, economica o sociale. Il rischio di pregiudizi inconsci può influenzare le decisioni, portando a disparità nei trattamenti forniti. È fondamentale che gli infermieri riconoscano e affrontino questi pregiudizi, lavorando attivamente per garantire che ogni paziente riceva lo stesso livello di cura e rispetto, indipendentemente dal loro background o condizione.

Diritti dei Pazienti con Disabilità

I dilemmi etici emergono anche nel trattamento di pazienti con disabilità fisiche o mentali. Gli infermieri devono assicurarsi che questi pazienti ricevano cure adeguate e che i loro diritti siano rispettati. Ciò include la comunicazione accessibile, il consenso informato e l'adattamento delle procedure di cura per soddisfare le loro esigenze specifiche, senza presupporre inabilità o dipendenza.

Uso di Restrizioni Fisiche o Chimiche

L'utilizzo di restrizioni fisiche o chimiche pone seri dilemmi etici. Sebbene a volte necessarie per la sicurezza del paziente o di altri, l'uso di tali restrizioni deve essere attentamente considerato e monitorato. Gli infermieri devono valutare se l'uso delle restrizioni è giustificato, cercare alternative meno invasive e assicurarsi che l'uso sia il più breve e sicuro possibile.

Prioritizzazione del Carico di Lavoro in Condizioni di Stress

In situazioni di alta pressione, come in un pronto soccorso sovraffollato o durante un'emergenza sanitaria, gli infermieri possono essere costretti a prioritizzare rapidamente il carico di lavoro. Decidere chi trattare per primo o come allocare le risorse limitate richiede giudizi etici solidi, basati su principi di equità, urgenza e potenziale beneficio clinico.

Gestione delle Informazioni Sensibili

Gli infermieri devono spesso gestire informazioni sensibili, che pongono dilemmi su come e quando condividere tali informazioni con colleghi, pazienti o familiari. È cruciale mantenere la riservatezza e la privacy, ma anche garantire che informazioni vitali siano disponibili per coloro che ne hanno bisogno per fornire cure appropriate. Gli infermieri devono navigare queste situazioni delicate bilanciando legalità e necessità clinica.

Conflitto tra Valori Personali e Professionali

Gli infermieri possono anche trovarsi a dover affrontare un conflitto tra i loro valori personali e le esigenze della pratica professionale. Per esempio, come gestire situazioni che contraddicono le loro convinzioni religiose o morali. È importante che gli infermieri riconoscano quando tali conflitti esistono e cercare supporto professionale o supervisione per discutere modi per gestire questi dilemmi mantenendo l'integrità professionale e personale.

Promozione di un'Etica Organizzativa Sana

Gli infermieri non solo affrontano dilemmi etici a livello individuale ma possono anche influenzare l'etica organizzativa. Lavorare attivamente per promuovere pratiche e politiche etiche all'interno delle istituzioni sanitarie è fondamentale. Ciò può includere partecipare a comitati di etica, formare colleghi su questioni etiche e contribuire alla creazione di linee guida che promuovano la giustizia e il rispetto per tutti i pazienti.

Educazione Continua sull'Etica

Infine, l'educazione continua è essenziale per mantenere e aggiornare la comprensione degli infermieri sui dilemmi etici emergenti e sulle migliori pratiche per affrontarli. Partecipare a corsi di formazione, seminari e conferenze su etica infermieristica, nonché leggere letteratura professionale aggiornata, possono fornire gli strumenti necessari per navigare efficacemente questi complessi scenari.

Affrontare questi dilemmi richiede una profonda comprensione etica, capacità decisionale critica, e spesso il coraggio di agire in conformità con i principi etici anche quando ciò può essere difficile o impopolare. Gli infermieri, equipaggiati con solide basi etiche e supportati da una cultura organizzativa che valorizza l'etica, sono meglio preparati a prendere decisioni che rispettano i diritti e il benessere dei pazienti, garantendo una cura di alta qualità e moralmente responsabile.

Riflessione Etica Regolare

Incorporare momenti di riflessione etica regolari può aiutare gli infermieri a valutare e rivedere le loro azioni e decisioni in contesti clinici complicati. Queste sessioni possono essere strutturate come discussioni di gruppo o come esercizi individuali di journaling, dove gli infermieri esplorano le implicazioni etiche delle loro scelte e considerano alternative per migliorare la pratica futura. Questa pratica può contribuire a un apprendimento continuo e allo sviluppo di una sensibilità etica più acuta.

Supervisione Etica

Mettere a disposizione una supervisione etica per gli infermieri, soprattutto quelli nelle fasi iniziali della loro carriera o quelli che affrontano situazioni particolarmente complesse, può offrire un sostegno significativo. I supervisori possono guidare gli infermieri attraverso il processo di decisione, offrendo una prospettiva esterna e aiutando a identificare soluzioni che rispettino sia i principi etici sia le esigenze del paziente.

Utilizzo di Comitati di Etica

I comitati di etica ospedaliera giocano un ruolo cruciale nel fornire direttive, supporto e risoluzione dei dilemmi etici. Gli infermieri dovrebbero essere incoraggiati a consultare questi comitati quando si trovano di fronte a situazioni etiche difficili. Questi comitati possono offrire raccomandazioni basate su una vasta esperienza e su una varietà di prospettive professionali, aiutando così a navigare situazioni complesse con maggiore sicurezza.

Formazione su Principi Etici Fondamentali

La formazione continua sugli aspetti fondamentali dell'etica, come l'autonomia del paziente, la non maleficenza, la beneficenza e la giustizia, dovrebbe essere una componente essenziale della formazione infermieristica. Questi principi formano la base su cui gli infermieri possono costruire le loro decisioni cliniche e sono essenziali per la pratica etica quotidiana.

Simulazioni di Scenari Etici

L'uso di simulazioni per esplorare scenari etici può essere un metodo efficace per preparare gli infermieri a situazioni reali. Queste simulazioni permettono agli infermieri di sperimentare decisioni etiche in un ambiente controllato e di ricevere feedback immediato sulle loro azioni. Ciò può migliorare la loro capacità di rispondere prontamente e in modo appropriato quando simili dilemmi si presentano nella pratica clinica.

Promozione della Trasparenza nelle Decisioni

Encouraging transparency in decision-making processes within healthcare teams can help mitigate ethical dilemmas by ensuring that all members, including nurses, understand the reasoning behind clinical decisions. This openness can also foster a culture of trust and mutual respect, which is crucial for effective collaboration and ethical practice.

Approcci Interprofessionali agli Dilemmi Etici

Favorire un approccio interprofessionale nella gestione dei dilemmi etici può arricchire il processo decisionale, portando a soluzioni più complete e considerate. Collaborare con medici, assistenti sociali, psicologi e altri professionisti sanitari può fornire una gamma più ampia di input e prospettive, migliorando così la qualità delle decisioni etiche.

Attraverso questi approcci e risorse, gli infermieri possono sviluppare una robusta competenza etica, essenziale per navigare con fiducia le complessità della cura del paziente in un ambiente sanitario che è spesso imprevedibile e moralmente complesso. L'obiettivo è di garantire che ogni decisione rifletta i migliori interessi del paziente, rispettando i loro diritti e dignità, mentre si opera all'interno dei confini etici definiti dalla professione e dalla società più ampia.

Approfondimento delle Teorie Etiche

Un approccio profondo allo studio delle teorie etiche può equipaggiare gli infermieri con una comprensione più ampia delle basi filosofiche delle decisioni etiche. Esplorare diverse scuole di pensiero, come il deontologismo, l'utilitarismo, l'etica della cura, e l'etica della virtù, può aiutare gli infermieri a comprendere varie prospettive e a applicare questi principi in modo pratico nelle situazioni quotidiane di cura.

Integrazione dell'Etica nel Curriculum di Formazione Continua

Assicurare che l'etica sia una componente integrante del curriculum di formazione continua per gli infermieri. Questo può includere moduli specifici su dilemmi etici emergenti, come quelli legati all'avanzamento tecnologico nel campo medico, l'uso dei dati dei pazienti, e le questioni di fine vita. L'educazione continua può aiutare gli infermieri a rimanere aggiornati con le sfide etiche in evoluzione e a sviluppare le competenze necessarie per affrontarle.

Creazione di Reti di Supporto Etico

Favorire la creazione di reti di supporto etico all'interno delle organizzazioni sanitarie può fornire agli infermieri accesso immediato a consulenza e sostegno quando affrontano dilemmi etici. Queste reti possono includere professionisti esperti in etica che offrono guidance diretta, workshop regolari, e risorse online che gli infermieri possono consultare in tempo reale quando emergono questioni etiche.

Uso di Casistiche per l'Apprendimento

L'uso di casistiche, che presentano scenari etici reali affrontati dagli infermieri, è un ottimo strumento didattico. Analizzare questi casi in gruppo o individualmente può aiutare gli infermieri a sviluppare capacità di pensiero critico e a esplorare diverse strategie di risoluzione dei problemi, preparandoli meglio per affrontare situazioni simili nella loro pratica professionale.

Sviluppo di Politiche Etiche Chiare

Lavorare con le istituzioni sanitarie per sviluppare e mantenere politiche chiare che guidano le decisioni etiche può ridurre l'incertezza e migliorare la coerenza nelle pratiche di cura. Queste politiche dovrebbero essere facilmente accessibili, chiaramente formulate e regolarmente aggiornate per riflettere i cambiamenti nei principi etici, nelle leggi e nelle normative sanitarie.

Simulazioni Interattive Online

L'integrazione di simulazioni interattive online nel training etico può offrire agli infermieri un modo dinamico e coinvolgente di esplorare complessi dilemmi etici. Queste piattaforme possono permettere scenari decisionali a bivi, dove gli infermieri possono scegliere diverse azioni e vedere le potenziali conseguenze etiche di ciascuna scelta, facilitando un apprendimento profondo e personale.

Mentoring e Role Modeling

Il mentoring da parte di infermieri esperti con forte acumen etico può essere incredibilmente prezioso. I mentori possono fungere da modelli di ruolo e fornire guida e supporto pratico nell'affrontare questioni etiche. Questo rapporto può rafforzare l'approccio etico degli infermieri meno esperti e contribuire a formare una cultura di integrità e responsabilità all'interno delle squadre di cura.

Forum di Discussione e Riflessione

Organizzare forum regolari dove gli infermieri possono discutere apertamente di dilemmi etici e condividere esperienze può migliorare la comprensione collettiva e individuale delle questioni etiche. Questi spazi possono servire anche a rafforzare la cultura etica dell'organizzazione, promuovendo un ambiente in cui le questioni etiche sono trattate con serietà e attenzione.

Valutazione Periodica delle Competenze Etiche

Implementare valutazioni periodiche delle competenze etiche per gli infermieri può aiutare a identificare aree di forza e di miglioramento. Queste valutazioni possono essere utilizzate per personalizzare ulteriormente le opportunità di formazione etica, assicurando che ogni infermiere possa ricevere il supporto necessario per sviluppare le competenze richieste per affrontare efficacemente i dilemmi etici.

Attraverso queste strategie, le istituzioni sanitarie possono non solo aiutare gli infermieri a navigare con sicurezza e integrità attraverso complessi dilemmi etici, ma possono anche promuovere un ambiente di lavoro che sostiene e valorizza alti standard etici. Questo non solo migliora la cura del paziente, ma rafforza anche la fiducia e il rispetto tra il personale, i pazienti e la comunità più ampia.

Integrazione dell'Etica nelle Decisioni Quotidiane

Promuovere la pratica di considerare l'etica nelle decisioni quotidiane può aumentare la consapevolezza degli infermieri sulle implicazioni etiche delle loro azioni. Ciò include incoraggiare una riflessione costante su come le decisioni possono influenzare il benessere dei pazienti, il morale del team e l'immagine dell'istituzione sanitaria. Questa abitudine di pensiero etico dovrebbe essere supportata attraverso discussioni regolari e scambio di idee tra colleghi.

Workshop su Scenari Etici Specifici

Organizzare workshop che si concentrano su scenari etici specifici relativi alle specializzazioni infermieristiche può aiutare a preparare gli infermieri a confrontarsi con situazioni che potrebbero incontrare nel loro campo specifico. Questi workshop possono trattare temi come l'etica nella cura dei pazienti anziani, l'etica nelle situazioni di emergenza, l'etica in oncologia, ecc., fornendo così una guida pratica su come affrontare dilemmi reali.

Uso di Tecnologia per il Supporto Etico

Sfruttare la tecnologia per offrire supporto etico continuo, come applicazioni mobili o piattaforme online che forniscono risorse educative, scenari interattivi e forum di discussione. Questi strumenti possono essere accessibili in qualsiasi momento e da qualsiasi luogo, offrendo agli infermieri un modo immediato e interattivo per riflettere su questioni etiche e ottenere consigli.

Feedback Anonimo e Sicuro

Implementare sistemi che permettano agli infermieri di fornire feedback anonimo su questioni etiche. Questo può aiutare le istituzioni sanitarie a identificare aree problematiche, tendenze o lacune nelle conoscenze etiche senza che gli infermieri si sentano a rischio di ripercussioni. Questi sistemi possono anche incoraggiare una maggiore onestà e apertura, arricchendo l'approccio complessivo all'etica.

Collaborazione Interdisciplinare

Encouraging interdisciplinary collaboration to discuss and resolve ethical dilemmas can bring diverse perspectives and expertise to the table, enriching the decision-making process. Collaboration between nurses, doctors, social workers, and ethicists can help create more well-rounded solutions that consider all aspects of patient care.

Riconoscimento del Carico Emotivo

Riconoscere e affrontare il carico emotivo associato ai dilemmi etici è fondamentale. Le decisioni difficili possono avere un impatto significativo sulla salute mentale degli infermieri. Supportare il benessere emotivo attraverso programmi di assistenza ai dipendenti, sessioni di debriefing e supporto psicologico può aiutare a gestire questo aspetto spesso trascurato dell'etica professionale.

Promozione della Leadership Etica

Cultivare leader che valorizzino l'etica e che possano fungere da modelli di ruolo per altri infermieri è cruciale. Questi leader possono guidare con l'esempio e fornire orientamento e supporto quando i membri del team si trovano di fronte a dilemmi etici. L'investimento nella formazione di leader etici può avere un impatto significativo sulla cultura dell'intera organizzazione.

Condivisione delle Best Practices Etiche

Creare opportunità per condividere le best practices etiche tra istituzioni e tra professionisti sanitari a livello internazionale. Workshop, conferenze e pubblicazioni possono essere piattaforme per discutere e diffondere strategie efficaci per la gestione dei dilemmi etici, permettendo agli infermieri di apprendere da casi studiati e situazioni affrontate in contesti diversi.

Sviluppo di Linee Guida Etiche Dinamiche

Lavorare alla creazione e al continuo aggiornamento di linee guida etiche che rispecchino le evoluzioni nel campo della medicina e della tecnologia. Queste linee guida devono essere realistiche, applicabili e facilmente interpretabili per garantire che gli infermieri possano applicarle efficacemente nelle loro pratiche quotidiane.

Valutazione Continua dell'Impatto delle Decisioni Etiche

Infine, è essenziale valutare regolarmente l'impatto delle decisioni etiche prese e apportare modifiche o aggiustamenti basati su feedback e risultati. Questa valutazione continua non solo migliora la pratica etica ma garantisce anche che le strategie implementate siano efficaci e mantengano gli standard più elevati di cura e integrità morale.

Attraverso queste iniziative e risorse, gli infermieri possono essere meglio equipaggiati e supportati per navigare la complessità dei dilemmi etici, garantendo che le decisioni prese promuovano il benessere dei pazienti, rispettino i diritti umani e aderiscano ai più alti standard etici possibili.

Concludendo, la gestione dei dilemmi etici in infermieristica richiede un approccio olistico e sistematico che coinvolga sia la formazione individuale degli infermieri sia il supporto organizzativo. È fondamentale che gli infermieri siano equipaggiati con una solida comprensione dei principi etici fondamentali, che includono l'autonomia, la beneficenza, la non maleficenza e la giustizia. Questi principi devono essere integrati non solo nella pratica quotidiana ma anche rafforzati attraverso politiche e procedure chiare all'interno delle istituzioni sanitarie.

L'educazione continua è cruciale per mantenere gli infermieri aggiornati con gli sviluppi etici emergenti e per rafforzare la loro capacità di affrontare dilemmi complessi. Questa formazione dovrebbe includere non solo l'apprendimento teorico, ma anche l'uso di scenari pratici e simulazioni che permettano agli infermieri di esercitarsi nella risoluzione dei dilemmi in un ambiente controllato e supportivo.

Il supporto organizzativo è altrettanto importante. Le istituzioni sanitarie dovrebbero fornire accesso a risorse etiche, come comitati di etica e consulenti, e promuovere una cultura che valorizzi la discussione aperta e onesta dei dilemmi etici. La creazione di un ambiente che incoraggia la riflessione etica e il supporto tra pari può aiutare a mitigare il peso emotivo che spesso accompagna questi dilemmi.

La collaborazione e la comunicazione interprofessionale sono essenziali per una gestione etica efficace delle cure. Gli infermieri dovrebbero lavorare a stretto contatto con medici, assistenti sociali, psicologi e altri professionisti sanitari per formulare piani di cura che rispettino i desideri dei pazienti e i principi etici. Questo approccio collaborativo non solo migliora la qualità della cura ma anche rafforza la coesione del team e il supporto reciproco.

Infine, è importante che gli infermieri pratichino l'autovalutazione e la riflessione regolari, che possono aiutare a identificare potenziali aree di miglioramento nella gestione dei dilemmi etici e a sviluppare strategie personali per affrontarli. La resilienza etica, come qualsiasi altra competenza, si costruisce e si mantiene attraverso l'impegno continuo, il supporto e la formazione.

Affrontare i dilemmi etici con competenza, compassione e coraggio è una parte indispensabile dell'essere infermiere. Attraverso l'adozione di queste pratiche, gli infermieri non solo possono garantire il rispetto degli standard etici elevati ma possono anche influenzare positivamente il benessere dei loro pazienti e il successo complessivo delle istituzioni sanitarie in cui lavorano.

8. Salute mentale nell'infermieristica: impatto del lavoro sugli infermieri e strategie di supporto.

Il lavoro infermieristico, per la sua natura emotivamente e fisicamente esigente, può avere un impatto significativo sulla salute mentale degli infermieri. Affrontare quotidianamente malattie, morte e situazioni di emergenza, oltre alla pressione di dover fornire cure eccellenti in ambienti spesso stressanti, può portare a stress, burnout, ansia e depressione. Di seguito, esploriamo come il lavoro influisce sulla salute mentale degli infermieri e quali strategie di supporto possono essere implementate per mitigare questi effetti.

Impatto del Lavoro Infermieristico sulla Salute Mentale

1. **Stress e Burnout**: Gli infermieri spesso lavorano in condizioni di stress elevato, gestendo situazioni critiche, carichi di lavoro pesanti e turni lunghi. Questo può portare a burnout, una condizione di esaurimento fisico ed emotivo caratterizzato da cinismo, perdita di compassione e sentimenti di inefficacia.

2. **Ansia e Depressione**: L'esposizione continua a sofferenza, trauma e morte può aumentare il rischio di disturbi dell'umore tra gli infermieri. Ansia e depressione sono comuni, specialmente in aree ad alta intensità come l'emergenza o l'oncologia.

3. **Compassion Fatigue**: L'esaurimento della compassione si verifica quando gli infermieri sperimentano una riduzione della loro capacità di provare compassione verso i pazienti a causa dell'esposizione prolungata a situazioni di sofferenza. Questo può influenzare negativamente sia la qualità delle cure che il benessere dell'infermiere.

Strategie di Supporto per la Salute Mentale degli Infermieri

1. **Programmi di Supporto sul Lavoro**: Istituire programmi di supporto psicologico in loco, come counseling e terapia, può fornire agli infermieri uno spazio sicuro per discutere delle loro preoccupazioni e cercare aiuto professionale. Questi servizi dovrebbero essere facilmente accessibili e garantire la privacy e la confidenzialità.

2. **Formazione sulla Gestione dello Stress**: Offrire formazione specifica su come gestire lo stress e l'ansia può dotare gli infermieri di strumenti pratici per affrontare le pressioni quotidiane. Tecniche di mindfulness, gestione del tempo e sviluppo della resilienza sono esempi di contenuti utili.

3. **Migliorare i Turni di Lavoro e le Condizioni**: Regolare i turni di lavoro per evitare carichi eccessivi e promuovere un equilibrio tra vita professionale e privata può aiutare a ridurre il burnout. Assicurarsi che gli infermieri abbiano pause adeguate e supporto durante i turni può migliorare significativamente la loro salute mentale.

4. **Creazione di una Cultura del Supporto**: Promuovere una cultura di supporto e apertura all'interno dell'ambiente di lavoro, dove gli infermieri si sentano sicuri di esprimere i propri

bisogni e preoccupazioni senza timore di stigmatizzazione o ripercussioni, è fondamentale. Questo include l'incoraggiamento alla comunicazione aperta e al supporto reciproco tra colleghi.

5. **Risorse di Autoaiuto e Peer Support**: Fornire accesso a risorse di autoaiuto e facilitare gruppi di supporto tra pari può permettere agli infermieri di condividere esperienze e strategie di coping in un ambiente comprensivo e non giudicante.

6. **Sensibilizzazione e Educazione Continua**: Sensibilizzare su temi di salute mentale e offrire educazione continua sulle sfide specifiche che gli infermieri affrontano può aiutare a demistificare i problemi di salute mentale e promuovere la ricerca attiva di aiuto quando necessario.

7. **Monitoraggio e Feedback Continui**: Implementare sistemi di feedback e monitoraggio per valutare l'efficacia delle politiche di supporto alla salute mentale e fare aggiustamenti basati sulle esigenze del personale infermieristico. Questo assicura che le misure di supporto rimangano pertinenti e efficaci.

Attraverso l'adozione di queste strategie, le istituzioni sanitarie possono creare un ambiente di lavoro più sano e supportivo per gli infermieri, migliorando non solo la loro salute mentale ma anche la qualità delle cure che sono in grado di fornire. Una forza lavoro infermieristica mentalmente sana è essenziale per il funzionamento efficace di qualsiasi sistema sanitario, rendendo cruciali queste misure di supporto.

Investimento in Ricerca sulla Salute Mentale degli Infermieri

Investire nella ricerca sulla salute mentale specifica per gli infermieri è cruciale per sviluppare strategie basate sull'evidenza che possano effettivamente affrontare i loro bisogni unici. Questo può includere studi sulle cause del burnout infermieristico, l'efficacia di diversi programmi di supporto, e l'impatto delle condizioni lavorative sulla salute mentale. I dati raccolti possono aiutare a modellare politiche più efficaci e a individuare aree prioritarie per interventi e supporti.

Sviluppo di Applicazioni Mobile per il Benessere

Le applicazioni mobile possono offrire agli infermieri strumenti immediatamente accessibili per il monitoraggio del loro benessere, esercizi di mindfulness, tecniche di rilassamento guidato, e diari di riflessione. Queste app possono essere personalizzate per includere promemoria per fare pause, suggerimenti per esercizi fisici leggeri, e altre funzionalità che promuovono la salute mentale e fisica.

Implementazione di Programmi di Fitness Fisico

Poiché la salute fisica e mentale sono profondamente interconnesse, implementare programmi di fitness fisico per gli infermieri può contribuire significativamente alla loro salute mentale. Questi programmi potrebbero includere accesso gratuito o scontato a palestre, lezioni di gruppo, sfide di fitness e altri incentivi per incoraggiare uno stile di vita attivo.

Incoraggiamento al Coinvolgimento Comunitario

Promuovere l'engagement degli infermieri in attività comunitarie e di volontariato può fornire una sensazione di scopo e appagamento, che è spesso un contrappeso efficace agli aspetti stressanti del lavoro infermieristico. Partecipare a cause benefiche, eventi comunitari e altre attività di gruppo può aiutare a ridurre lo stress e migliorare il benessere emotivo.

Promozione della Consapevolezza Intergenerazionale

Riconoscere e affrontare le diverse esigenze di salute mentale tra generazioni diverse di infermieri può migliorare l'efficacia delle strategie di supporto. Gli infermieri più giovani potrebbero affrontare sfide diverse rispetto a quelli più esperti, e personalizzare il supporto per riflettere queste differenze può risultare in una maggiore efficacia del benessere organizzativo.

Supporto per la Transizione di Carriera

Offrire supporto specifico per gli infermieri che attraversano transizioni significative nella loro carriera—come dall'istruzione al lavoro di campo, o dal lavoro clinico a ruoli amministrativi—può prevenire l'insorgenza di stress e ansia. Programmi di orientamento, mentorship, e workshop di sviluppo professionale possono facilitare queste transizioni e promuovere una maggiore stabilità mentale.

Attuazione di Pausa Silenziosa e Spazi di Riflessione

Creare spazi dedicati all'interno delle strutture sanitarie dove gli infermieri possono ritirarsi per una pausa silenziosa e riflessione può offrire un immediato sollievo dallo stress ambientale. Questi spazi dovrebbero essere tranquilli, confortevoli e facilmente accessibili durante i turni di lavoro.

Formazione sulla Gestione delle Emozioni

Incorporare formazione specifica sulla gestione delle emozioni può aiutare gli infermieri a gestire meglio le risposte emotive intense che spesso accompagnano il lavoro in ambito sanitario. Tecniche come la regolazione emotiva, la consapevolezza situazionale e la comunicazione assertiva possono essere integrate nei programmi di formazione continua.

Valutazioni Regolari del Clima Organizzativo

Conduzione di valutazioni regolari del clima organizzativo per identificare e risolvere i problemi che potrebbero contribuire allo stress degli infermieri, come la cattiva comunicazione, la mancanza di risorse o il mancato riconoscimento dei contributi degli infermieri. Questi sondaggi possono anche raccogliere suggerimenti per miglioramenti e nuove idee per il supporto alla salute mentale.

Strategie per la Riduzione dello Stigma

Lavorare attivamente per ridurre lo stigma associato alla ricerca di aiuto per problemi di salute mentale all'interno della comunità infermieristica. Campagne di sensibilizzazione, testimonianze di colleghi, e la leadership visibile nel supporto della salute mentale possono contribuire a creare un ambiente in cui gli infermieri si sentano sicuri e supportati nel cercare aiuto.

Implementando queste strategie, le istituzioni sanitarie possono non solo assistere gli infermieri nel gestire lo stress e le sfide della loro professione ma anche promuovere ambienti di lavoro più salutari e produttivi. Questo approccio non solo migliora la salute mentale degli infermieri ma arricchisce anche la qualità delle cure che sono in grado di fornire, garantendo risultati migliori per i pazienti e per l'intero sistema sanitario.

Introduzione di Programmi di Resilienza

Sviluppare e introdurre programmi specifici di resilienza per gli infermieri può aiutarli a costruire la capacità di affrontare lo stress cronico e le sfide emotive del loro lavoro. Questi programmi possono includere tecniche per rafforzare la tenacia emotiva, migliorare la resistenza allo stress e promuovere un approccio positivo alle sfide quotidiane.

Sostegno alla Conciliazione Lavoro-Vita

Fornire sostegno attivo per aiutare gli infermieri a bilanciare le richieste del lavoro con quelle della vita personale può ridurre significativamente lo stress e prevenire il burnout. Questo può includere politiche flessibili di orario, supporto per le necessità familiari, e programmi che aiutano a gestire impegni professionali e personali in modo più efficace.

Formazione sul Riconoscimento dei Segni di Stress e Burnout

Educare gli infermieri a riconoscere i segni precoci di stress e burnout in se stessi e nei colleghi può permettere interventi tempestivi e prevenire l'aggravarsi delle condizioni. Questa formazione può aiutare a creare una cultura di vigilanza e supporto reciproco, dove gli infermieri si sentono responsabili della salute mentale l'uno dell'altro.

Creazione di un Ombudsman per la Salute Mentale

Istituire la figura di un ombudsman o di un mediatore specifico per la salute mentale all'interno delle istituzioni sanitarie può offrire agli infermieri un punto di riferimento sicuro e neutrale per discutere questioni legate allo stress lavorativo e alla salute mentale. Questo ruolo può facilitare la comunicazione tra il personale infermieristico e la gestione superiore, promuovendo la risoluzione dei problemi in modo costruttivo.

Implementazione di Programmi di "Time-Out" durante i Turni

Promuovere la pratica di "time-out" regolari durante i turni di lavoro, dove gli infermieri possono prendersi brevi pause per recuperare mentalmente e fisicamente, può aiutare a mantenere alti livelli di concentrazione e prevenire l'affaticamento. Queste pause possono includere attività come esercizi di respirazione, stretching leggero o semplicemente un momento di quiete.

Utilizzo di Tecnologie Supportive

Integrare l'uso di tecnologie che possono ridurre il carico di lavoro degli infermieri, come strumenti automatizzati per la documentazione, può diminuire lo stress operativo. Le tecnologie che migliorano l'efficienza possono lasciare più tempo agli infermieri per le cure al paziente e per il recupero personale, riducendo la pressione e migliorando la soddisfazione lavorativa.

Workshop Interattivi su Coping e Benessere

Organizzare workshop interattivi che permettano agli infermieri di esplorare diverse strategie di coping e benessere attraverso esercizi pratici e discussioni di gruppo. Questi workshop possono anche servire come opportunità per gli infermieri di connettersi con i colleghi e condividere esperienze e supporto in un ambiente più informale e rilassato.

Programmi di Mentorship e Coaching

Sviluppare programmi di mentorship e coaching dove infermieri più esperti possono guidare i meno esperti attraverso sfide professionali e personali. Il mentoring può fornire un supporto continuo e personalizzato, che può essere cruciale nel navigare le complessità emotive e professionali della carriera infermieristica.

Analisi e Feedback Continui

Implementare un sistema di analisi e feedback continuo che monitori l'efficacia delle misure di supporto alla salute mentale. Questo può aiutare a identificare rapidamente ciò che funziona e ciò che necessita di miglioramenti o di adattamenti, assicurando che le risorse siano utilizzate efficacemente e che gli infermieri ricevano il massimo beneficio dalle iniziative di supporto.

Attraverso queste strategie continuative e integrate, le istituzioni sanitarie possono non solo assistere gli infermieri nella gestione dello stress e nella prevenzione del burnout, ma possono anche contribuire a un ambiente di lavoro più positivo e produttivo, dove la salute mentale è una priorità riconosciuta e attivamente supportata. Questo approccio comprensivo non solo migliora il benessere degli infermieri, ma arricchisce anche la qualità delle cure che sono in grado di offrire, promuovendo risultati ottimali sia per i pazienti che per il personale.

Fornire Accesso a Risorse Online di Autoaiuto

Offrire agli infermieri l'accesso a risorse di autoaiuto online, come articoli, video tutorial su tecniche di rilassamento e gestione dello stress, podcast su benessere mentale e forum di discussione, può fornire strumenti utili e accessibili per la gestione dello stress. Queste risorse possono essere consultate in modo discreto e al proprio ritmo, fornendo un supporto flessibile che può essere adattato alle esigenze individuali di ciascun infermiere.

Incentivazione dell'Esercizio Fisico

Promuovere attivamente l'esercizio fisico come parte del programma di benessere degli infermieri attraverso l'offerta di sconti per iscrizioni in palestra, classi di fitness organizzate in loco, e competizioni di passi possono essere modi efficaci per ridurre lo stress. L'esercizio fisico non solo aiuta a ridurre i sintomi di depressione e ansia, ma migliora anche la qualità del sonno e il benessere generale.

Introduzione di Tecniche di Mindfulness sul Posto di Lavoro

Incorporare sessioni di mindfulness e meditazione guidata durante i turni può aiutare a ridurre lo stress in tempo reale. Queste sessioni possono essere brevi e integrate durante le pause, offrendo agli infermieri strumenti per calmare la mente e ridurre la tensione fisica accumulata durante ore di lavoro intense.

Sviluppo di Programmi di Supporto alla Genitorialità

Per gli infermieri con famiglie, specialmente quelli con bambini piccoli, il bilanciamento tra le responsabilità lavorative e familiari può essere una fonte significativa di stress. Offrire programmi di supporto alla genitorialità, come flessibilità negli orari, assistenza per la cura dei bambini, o anche sessioni informative su come gestire le sfide della genitorialità mentre si lavora a turni, può alleviare questo stress.

Promozione di un Ambiente di Lavoro Inclusivo e Supportivo

Creare un ambiente di lavoro dove gli infermieri si sentano valutati, supportati e parte di una comunità può fare una grande differenza nella loro salute mentale. Ciò include la promozione di una comunicazione aperta, il riconoscimento delle prestazioni e il supporto attivo alle esigenze individuali, che possono contribuire a un senso di sicurezza e appartenenza.

Implementazione di Sessioni di Feedback Regolari

Offrire sessioni di feedback regolari dove gli infermieri possono esprimere liberamente le loro preoccupazioni, suggerire miglioramenti e condividere esperienze positive può aiutare a identificare e risolvere rapidamente i problemi che potrebbero contribuire allo stress. Questo processo di feedback continuo può anche servire a migliorare le politiche e le procedure, rendendo l'ambiente di lavoro più adatto alle esigenze del personale infermieristico.

Formazione di Gruppi di Sostegno e Mentoring

I gruppi di sostegno e i programmi di mentoring tra infermieri possono offrire un ulteriore livello di supporto emotivo e pratico. Avere un mentore o un gruppo di colleghi di supporto dove discutere le sfide professionali può ridurre il senso di isolamento e aumentare la resilienza di fronte allo stress.

Valutazione del Benessere Organizzativo

Condurre valutazioni periodiche del benessere organizzativo per monitorare la salute mentale degli infermieri e l'efficacia delle iniziative di supporto può aiutare a garantire che le strategie implementate siano effettivamente utili. Queste valutazioni possono includere sondaggi anonimi, interviste e gruppi di focus, e dovrebbero essere utilizzate per guidare le future politiche di benessere.

Educazione Continua sul Benessere Mentale

Offrire opportunità di formazione continua specificamente dedicate al benessere mentale e alla gestione dello stress può equipaggiare gli infermieri con le conoscenze e le competenze necessarie per prendersi cura della propria salute mentale. Questi programmi di formazione possono coprire una vasta gamma di argomenti, dai fondamenti della psicologia dello stress alle tecniche avanzate di coping.

Promozione della Salute Mentale come Priorità Organizzativa

Infine, è essenziale che le istituzioni sanitarie trattino la salute mentale degli infermieri come una priorità organizzativa, non solo per il bene del personale ma anche per garantire la qualità dell'assistenza fornita ai pazienti. Ciò implica l'allocazione di risorse adeguate, la sensibilizzazione a tutti i livelli dell'organizzazione e l'implementazione di politiche che supportino attivamente il benessere degli infermieri.

Implementando queste strategie, le istituzioni sanitarie possono aiutare a mitigare l'impatto dello stress sul benessere degli infermieri e promuovere un ambiente di lavoro più sano e produttivo. Questo approccio non solo migliora la salute mentale degli infermieri ma arricchisce anche la qualità delle cure che sono in grado di offrire, risultando in migliori esiti per i pazienti e maggiore soddisfazione lavorativa per il personale.

Incremento dell'Accessibilità a Risorse di Salute Mentale

Migliorare l'accessibilità alle risorse di salute mentale direttamente sul luogo di lavoro può rendere più facile per gli infermieri ottenere l'aiuto di cui hanno bisogno senza dover affrontare ostacoli logistici. Questo può includere la disponibilità di specialisti in salute mentale in loco, cliniche dedicate all'interno degli ospedali o anche teleconsulenze che possono essere facilmente integrate nei loro programmi.

Personalizzazione del Supporto

Riconoscere che non esiste un approccio unico per tutti quando si tratta della salute mentale è essenziale. Offrire programmi personalizzati che considerino le circostanze individuali, come la storia di salute mentale, le preferenze personali e le specifiche esigenze legate al ruolo lavorativo, può aumentare l'efficacia del supporto offerto. La personalizzazione può includere tutto, dalla terapia individuale ai programmi di gruppo, e persino piani di benessere personalizzati.

Strategie di Disconnessione Digitale

Incoraggiare gli infermieri a disconnettersi dai dispositivi digitali durante le pause e dopo il lavoro può aiutare a ridurre lo stress e a migliorare la qualità del sonno. La dipendenza da smartphone e altri dispositivi può aumentare l'ansia e ridurre il tempo dedicato al rilassamento effettivo, quindi promuovere periodi di disconnessione può fornire un necessario distacco dal lavoro e dai fattori di stress.

Supporto per la Gestione del Cambiamento

Il settore sanitario è in continua evoluzione, e con esso, anche i ruoli e le responsabilità degli infermieri. Offrire supporto per la gestione del cambiamento, come sessioni di formazione per aiutare gli infermieri ad adattarsi alle nuove tecnologie o cambiamenti nelle procedure cliniche, può ridurre l'ansia associata all'incertezza e al cambiamento e aiutare gli infermieri a sentirsi più competenti e sicuri nel loro lavoro.

Fornire Spazi Fisici per il Rilassamento

Creare spazi fisici all'interno degli ospedali dove gli infermieri possono andare per rilassarsi e recuperare durante i turni può fare una grande differenza nel loro benessere mentale. Questi spazi possono essere progettati per promuovere il relax con elementi come comode sedute, illuminazione soffusa, piante, e accesso a materiali di rilassamento come libri o musica.

Implementazione di Tecniche di Gestione del Conflitto

Il conflitto è inevitabile in qualsiasi ambiente di lavoro, e può essere particolarmente stressante in contesti sanitari ad alta posta. Fornire formazione su tecniche di gestione del conflitto può aiutare gli infermieri a navigare in dispute con colleghi o pazienti in modo più efficace, riducendo il potenziale stress e migliorando le relazioni interpersonali all'interno del team.

Valorizzazione del Feedback Positivo

Mettere in atto un sistema che valorizzi e riconosca regolarmente il lavoro degli infermieri può migliorare la loro autostima e ridurre il rischio di burnout. Ciò può includere premi per il riconoscimento del merito, note di ringraziamento dai pazienti, e altre forme di apprezzamento che aiutano a far sentire gli infermieri valutati e importanti.

Promozione della Formazione sul Benessere Finanziario

L'ansia finanziaria può essere un significativo contributore allo stress, quindi offrire formazione e consulenza finanziaria può essere un altro modo per supportare la salute mentale degli infermieri. Questo può includere aiuto nella gestione del debito, pianificazione della pensione, e strategie per il risparmio, aiutando gli infermieri a sentirsi più sicuri riguardo alla loro stabilità finanziaria.

Sviluppo di Programmi di Peer Counseling

I programmi di peer counseling possono permettere agli infermieri di ricevere supporto da colleghi addestrati che comprendono le sfide specifiche del loro ambiente di lavoro. Questi programmi possono fornire un primo livello di supporto psicologico, contribuendo a de-stigmatizzare la ricerca di

Consulenza Psicologica Online

Offrire agli infermieri accesso a servizi di consulenza psicologica online può essere un modo efficace per garantire loro un supporto immediato e discreto quando ne hanno bisogno. Questi servizi consentono agli infermieri di parlare con un professionista qualificato da qualsiasi luogo e in qualsiasi momento, eliminando potenziali barriere come la mancanza di tempo o la paura del giudizio.

Monitoraggio Continuo dello Stress

Implementare sistemi di monitoraggio continuo dello stress può aiutare a individuare precocemente i segni di sovraccarico emotivo negli infermieri. Questi sistemi possono includere sondaggi regolari, misurazioni dei livelli di cortisol o monitoraggio dell'attività cerebrale tramite dispositivi indossabili. I dati raccolti possono essere utilizzati per identificare pattern di stress e sviluppare interventi mirati.

Corsi di Yoga e Meditazione

Organizzare corsi regolari di yoga e meditazione per gli infermieri può essere un modo efficace per insegnare loro tecniche di rilassamento che possono essere utilizzate per gestire lo stress sul posto di lavoro e oltre. Queste pratiche possono aiutare a calmare la mente, ridurre la tensione fisica e promuovere una maggiore consapevolezza del corpo e della mente.

Interventi basati sull'Arte e sulla Creatività

Incorporare interventi basati sull'arte e sulla creatività nei programmi di benessere degli infermieri può offrire un'opportunità per l'espressione emotiva e la guarigione attraverso mezzi non verbali. Attività come la pittura, il disegno, la scrittura creativa o la musica possono fornire un'uscita per lo stress e promuovere il benessere emotivo.

Sensibilizzazione sull'Importanza del Sonno

Promuovere la consapevolezza sull'importanza del sonno per la salute mentale e fisica degli infermieri può incoraggiarli a prioritizzare il riposo adeguato. Questo può includere sessioni educative sul sonno, promozione di buone pratiche di igiene del sonno e fornire risorse per affrontare i disturbi del sonno comuni.

Implementazione di Politiche di Vacanza Flessibili

Offrire politiche di vacanza flessibili che consentano agli infermieri di prendersi del tempo libero quando ne hanno bisogno, senza dover affrontare ostacoli burocratici o preoccupazioni sulle conseguenze sul lavoro, può contribuire a ridurre lo stress e prevenire il burnout. La possibilità di pianificare pause rigenerative può aiutare gli infermieri a mantenere un equilibrio tra lavoro e vita personale.

Educazione sulla Nutrizione e l'Importanza dell'Alimentazione

Fornire educazione sulla nutrizione e sull'importanza di una dieta equilibrata può aiutare gli infermieri a migliorare la loro salute generale, compresa la salute mentale. Una dieta sana può contribuire a mantenere stabili i livelli di energia, migliorare l'umore e aumentare la resistenza allo stress.

Supporto per il Lavoro di Squadra e la Collaborazione

Promuovere un ambiente di lavoro caratterizzato da una forte cultura di collaborazione e supporto tra colleghi può fornire un'importante rete di sostegno sociale per gli infermieri. Investire nella costruzione di relazioni di fiducia e nel rafforzamento delle dinamiche di squadra può aiutare gli infermieri a sentirsi meno isolati e più supportati nel loro lavoro.

Offrire Corsi di Autoconsapevolezza

I corsi di autoconsapevolezza possono essere utili per gli infermieri nel comprendere meglio se stessi, i propri modelli di pensiero e comportamento, e le loro reazioni allo stress. Questi corsi possono includere tecniche di mindfulness, esercizi di riflessione e strumenti per sviluppare una maggiore consapevolezza emotiva e cognitiva.

Sviluppo di Strategie di Gestione del Tempo

Offrire programmi di formazione sulla gestione del tempo può aiutare gli infermieri a migliorare la loro produttività, ridurre il senso di sovraccarico e avere più tempo per dedicarsi al riposo e al recupero. Questi programmi possono includere tecniche di pianificazione, prioritizzazione delle attività e strategie per la gestione delle interruzioni.

Queste sono solo alcune delle molte strategie che possono essere implementate per supportare la salute mentale degli infermieri. L'importante è adattare le iniziative di benessere alle esigenze specifiche del personale e garantire un approccio olistico che affronti i molteplici fattori che influenzano il loro benessere mentale.

In conclusione, il sostegno alla salute mentale degli infermieri è essenziale per garantire il loro benessere individuale e la qualità delle cure che forniscono ai pazienti. Attraverso una vasta gamma di strategie, che vanno dalla promozione di politiche organizzative che favoriscono un ambiente di lavoro sano e supportivo all'offerta di risorse pratiche e di supporto emotivo, le istituzioni sanitarie possono contribuire a mitigare lo stress e prevenire il burnout tra il personale infermieristico.

È fondamentale riconoscere che non esiste una soluzione unica per affrontare le sfide legate alla salute mentale degli infermieri, ma piuttosto un approccio integrato che tiene conto delle diverse esigenze e preferenze individuali. Offrire una varietà di opzioni di supporto, tra cui consulenza psicologica, programmi di formazione, attività di rilassamento e supporto sociale, può garantire che gli infermieri abbiano accesso alle risorse di cui hanno bisogno per gestire lo stress e preservare il loro benessere emotivo.

Inoltre, è importante che le istituzioni sanitarie adottino una cultura che promuova apertamente la salute mentale e incoraggi gli infermieri a cercare aiuto quando ne hanno bisogno, senza paura di giudizi o stigma. Creare un ambiente dove il dialogo aperto e il supporto reciproco sono incoraggiati può contribuire a ridurre il senso di isolamento e favorire un clima di fiducia e collaborazione.

Infine, è essenziale che il supporto alla salute mentale degli infermieri sia considerato una priorità organizzativa e che vengano allocate risorse adeguate per garantire il successo delle iniziative di benessere. Investire nella salute mentale del personale infermieristico non solo migliora il loro benessere individuale, ma contribuisce anche a promuovere una cultura di cura e compassione che si riflette positivamente sulla qualità delle cure offerte ai pazienti.

9. Innovazioni tecnologiche in campo sanitario: impatto sulla pratica infermieristica.

Le innovazioni tecnologiche nel campo sanitario stanno rivoluzionando la pratica infermieristica in molti modi, influenzando positivamente la qualità delle cure, l'efficienza del lavoro e l'esperienza complessiva del paziente. Ecco come queste innovazioni stanno cambiando il panorama dell'infermieristica:

1. **Documentazione e Gestione dei Dati**: I sistemi informativi sanitari integrati (EMR) stanno sostituendo sempre più la documentazione cartacea. Gli infermieri possono accedere rapidamente alle informazioni dei

pazienti, registrare i dati in modo più efficiente e condividere facilmente le informazioni con altri membri del team.

2. **Monitoraggio Remoto dei Pazienti**: Tecnologie come i dispositivi indossabili e i sensori intelligenti consentono agli infermieri di monitorare costantemente i pazienti da remoto, raccogliendo dati vitali in tempo reale. Ciò permette di individuare precocemente i segni di deterioramento e di intervenire tempestivamente, riducendo il rischio di complicazioni.

3. **Telemedicina e Consultazioni Virtuali**: Le piattaforme di telemedicina consentono agli infermieri di fornire cure e consulenze a distanza, raggiungendo i pazienti che altrimenti non avrebbero accesso ai servizi sanitari. Questo è particolarmente utile nelle aree rurali o nelle comunità remote.

4. **Assistenza Virtuale e Intelligenza Artificiale**: Chatbot e assistenti virtuali basati sull'intelligenza artificiale possono fornire supporto ai pazienti per domande comuni, istruzioni post-operatorie e monitoraggio dei sintomi. Gli infermieri possono integrare queste tecnologie nella loro pratica per fornire un supporto più efficiente e personalizzato.

5. **Simulazioni e Apprendimento Virtuale**: Le tecnologie immersive come la realtà virtuale (VR)

e la realtà aumentata (AR) consentono agli infermieri di partecipare a simulazioni realistiche di procedure e scenari clinici. Questo aiuta a migliorare le competenze pratiche e a preparare gli infermieri per situazioni complesse nella vita reale.

6. **Robotica Assistenziale**: Robot e dispositivi robotici assistono gli infermieri nelle attività quotidiane, come la distribuzione di farmaci, il trasporto di materiali e l'assistenza ai pazienti con mobilità ridotta. Ciò libera gli infermieri da compiti ripetitivi e consente loro di concentrarsi su attività di maggiore valore aggiunto.

7. **Applicazioni per la Gestione delle Cure**: Le app per dispositivi mobili consentono agli infermieri di accedere a guide cliniche, protocolli di cura, strumenti di valutazione e altro ancora direttamente dai loro smartphone o tablet. Questo facilita l'accesso alle informazioni e migliora la gestione delle cure.

8. **Tecnologie per la Sicurezza del Paziente**: Sistemi di sicurezza avanzati, come i braccialetti elettronici per la gestione dei farmaci, i sistemi di identificazione biometrica e le telecamere di sorveglianza, aiutano gli infermieri a garantire la sicurezza dei pazienti e a prevenire errori clinici.

9. **Analisi dei Big Data e Intelligenza Artificiale**: L'analisi dei big data e l'intelligenza artificiale consentono agli infermieri di

identificare modelli, tendenze e predizioni basate sui dati clinici. Ciò può migliorare la pianificazione delle cure, ottimizzare i processi e personalizzare le terapie per i singoli pazienti.

In conclusione, le innovazioni tecnologiche stanno trasformando radicalmente la pratica infermieristica, offrendo nuove opportunità per migliorare la qualità delle cure, ottimizzare i processi e migliorare l'esperienza del paziente. Gli infermieri devono essere pronti ad abbracciare queste tecnologie e ad adattare le loro competenze e pratiche per capitalizzare appieno sui benefici che offrono.

10. **Integrazione dei Dispositivi Intelligenti**: Con l'avvento dell'Internet delle Cose (IoT), i dispositivi intelligenti possono essere integrati negli ambienti sanitari per migliorare l'efficienza e la sicurezza. Ad esempio, i letti ospedalieri intelligenti possono rilevare la posizione del paziente e regolare automaticamente l'angolazione per prevenire le piaghe da decubito. Gli infermieri possono monitorare questi dati tramite i sistemi informativi sanitari e intervenire di conseguenza.

11. **Blockchain per la Sicurezza dei Dati Sanitari**: La tecnologia blockchain offre un modo sicuro e trasparente per archiviare e condividere i dati sanitari. Gli infermieri possono beneficiare di questa tecnologia per garantire l'integrità e la riservatezza dei dati dei pazienti,

semplificando anche la condivisione delle informazioni tra i vari fornitori di cure.

12. **Teleriabilitazione e Monitoraggio a Distanza**: Oltre alla telemedicina, le tecnologie di teleriabilitazione consentono agli infermieri di fornire supporto e supervisione ai pazienti durante il processo di riabilitazione da remoto. Questo è particolarmente utile per i pazienti con malattie croniche o disabilità che richiedono un monitoraggio costante.

13. **Real-Time Locating Systems (RTLS)**: Questi sistemi consentono di tracciare in tempo reale la posizione del personale, degli attrezzi e dei pazienti all'interno dell'ambiente sanitario. Gli infermieri possono utilizzare queste informazioni per ottimizzare i flussi di lavoro, migliorare la distribuzione delle risorse e ridurre i tempi di attesa dei pazienti.

14. **Reality Augmented Teaching (RAT)**: La RAT è una tecnologia che combina elementi del mondo reale con elementi virtuali per migliorare l'apprendimento e la formazione. Gli infermieri possono utilizzare la RAT per simulare procedure complesse, interagire con modelli 3D di anatomia e acquisire competenze in un ambiente virtuale sicuro e controllato.

15. **Sistemi di Allerta Precoce**: Questi sistemi utilizzano algoritmi complessi per analizzare i dati vitali dei pazienti e identificare segnali di

avvertimento precoce di deterioramento clinico. Gli infermieri possono ricevere notifiche immediate quando viene rilevato un rischio potenziale, consentendo loro di intervenire rapidamente e prevenire eventi avversi.

16. **Medicina Personalizzata**: Le tecnologie avanzate di sequenziamento del DNA e di analisi genetica consentono di identificare varianti genetiche specifiche che influenzano la risposta individuale ai farmaci e alle terapie. Gli infermieri possono utilizzare queste informazioni per personalizzare i piani di cura dei pazienti e migliorare l'efficacia del trattamento.

17. **Sistemi di Navigazione Indoor**: Gli infermieri possono utilizzare app e dispositivi GPS per navigare in modo efficiente all'interno delle strutture sanitarie complesse. Questi sistemi forniscono indicazioni dettagliate per raggiungere rapidamente le stanze dei pazienti, i reparti e altre aree cruciali dell'ospedale.

18. **Applicazioni per la Gestione del Personale**: Le app dedicate alla gestione del personale consentono agli infermieri di gestire i propri turni, richiedere ferie, accedere ai programmi di formazione e comunicare con i colleghi in modo rapido e conveniente. Ciò semplifica la pianificazione del personale e favorisce una maggiore flessibilità lavorativa.

Queste sono solo alcune delle molte innovazioni tecnologiche che stanno influenzando la pratica infermieristica. Continuando a esplorare e ad adottare queste tecnologie in modo strategico e oculato, gli infermieri possono migliorare la qualità delle cure, ottimizzare i processi e fornire un migliore supporto ai pazienti e alle loro famiglie.

19.**Intelligenza Artificiale per il Supporto Decisionale**: L'intelligenza artificiale (IA) sta emergendo come un potente strumento di supporto decisionale per gli infermieri. Attraverso l'analisi di vasti insiemi di dati clinici, l'IA può suggerire opzioni di trattamento ottimali, prevedere rischi di complicazioni e facilitare la diagnosi precoce di condizioni nascoste. Questo aiuta gli infermieri a prendere decisioni informate e basate su dati, migliorando così l'efficacia delle cure.

20. **Wearable Technologies per il Monitoraggio Continuo**: I dispositivi indossabili che monitorano parametri vitali come il battito cardiaco, la pressione sanguigna e i livelli di ossigeno nel sangue stanno diventando sempre più comuni nella pratica infermieristica. Questi dispositivi permettono un monitoraggio continuo che può avvisare gli infermieri di cambiamenti nelle condizioni del paziente, consentendo interventi tempestivi senza la necessità di controlli manuali costanti.

21.**Reti di Comunicazione Migliorate**: L'implementazione di reti di comunicazione avanzate, come sistemi unificati di messaggistica e piattaforme di collaborazione, facilita una comunicazione più efficace e tempestiva tra gli infermieri e il resto del team di cura. Questo riduce il rischio di errori dovuti a incomprensioni o informazioni mancanti, e garantisce che le informazioni critiche siano prontamente condivise tra tutti i professionisti coinvolti.

22. **Analisi Predittiva per la Prevenzione delle Infezioni**: Gli strumenti di analisi predittiva possono identificare i pazienti a rischio di infezioni ospedaliere prima che queste si manifestino. Utilizzando dati storici e modelli statistici, gli infermieri possono implementare misure preventive specifiche, riducendo la prevalenza delle infezioni nosocomiali e migliorando gli esiti complessivi delle cure.

23. **Formazione Assistita da Realtà Virtuale (VR)**: La realtà virtuale fornisce un ambiente di apprendimento immersivo per gli infermieri, permettendo loro di simulare procedure mediche complesse o situazioni di emergenza in un contesto sicuro. Questo tipo di formazione non solo migliora le competenze tecniche ma anche la capacità di gestire situazioni ad alta pressione con maggiore sicurezza e competenza.

24.   **Sistemi di Aiuto alla Distribuzione dei Farmaci**: Le tecnologie avanzate sono utilizzate anche per assistere nella distribuzione accurata dei farmaci. Sistemi automatizzati e carrelli per la distribuzione dei farmaci dotati di scanner di codici a barre minimizzano il rischio di errori nella somministrazione, assicurando che i pazienti ricevano il farmaco corretto nel dosaggio e nei tempi appropriati.

25.   **Feedback in Tempo Reale dal Monitoraggio dei Pazienti**: Tecnologie integrate ai letti dei pazienti possono fornire feedback in tempo reale sulle tecniche di cura, come la posizione corretta durante la manipolazione del paziente per prevenire lesioni o la corretta applicazione di protocolli sanitari. Questo feedback immediato aiuta gli infermieri a correggere le tecniche in loco, migliorando la sicurezza e l'efficacia del trattamento.

26.   **Digitalizzazione della Gestione dei Consensi**: L'uso di piattaforme digitali per la gestione dei consensi informati semplifica il processo di raccolta e archiviazione dei consensi dei pazienti, rendendolo più accessibile e meno soggetto a errori. Gli infermieri possono gestire questi documenti importanti con maggiore facilità, assicurando la conformità alle normative e riducendo il carico amministrativo.

27.   **Portali dei Pazienti per la Comunicazione e il Coinvolgimento**: I portali online dedicati ai pazienti permettono una comunicazione diretta e continua tra infermieri e pazienti. Questi portali possono essere utilizzati per aggiornamenti sullo stato di salute, promemoria per appuntamenti, accesso a risultati di laboratorio e istruzioni post-cura, aumentando l'engagement del paziente e migliorando la continuità delle cure.

L'adozione di queste tecnologie trasforma non solo come gli infermieri forniscono cure, ma anche come interagiscono con i pazienti e con il team di cura, portando a un ambiente di lavoro più efficiente, sicuro e orientato al paziente. L'integrazione attenta e strategica di tecnologie avanzate nella pratica infermieristica è cruciale per sfruttare appieno i loro benefici e affrontare le sfide del settore sanitario moderno.

Concludendo, le innovazioni tecnologiche stanno profondamente trasformando la pratica infermieristica, portando miglioramenti significativi nella gestione delle cure, nell'efficienza operativa e nella qualità del servizio offerto ai pazienti. Queste tecnologie non solo semplificano e migliorano l'accuratezza delle attività quotidiane degli infermieri ma aprono anche nuove vie per l'assistenza personalizzata e proattiva.

L'implementazione di sistemi di documentazione elettronica, per esempio, ha ridotto il carico amministrativo sugli infermieri, permettendo loro di dedicare più tempo alla cura diretta dei pazienti. Inoltre, l'uso di dispositivi indossabili e di monitoraggio remoto ha migliorato la capacità di tenere sotto controllo le condizioni dei pazienti in tempo reale, facilitando interventi rapidi e mirati che possono fare la differenza tra la vita e la morte.

La telemedicina ha ampliato l'accesso alle cure, soprattutto in aree remote o sottoservite, permettendo agli infermieri di fornire consulenza e supporto a distanza. La realtà aumentata e la realtà virtuale, dal canto loro, hanno rivoluzionato la formazione infermieristica, offrendo scenari simulati che preparano il personale a gestire situazioni complesse senza il rischio associato all'apprendimento sul campo.

L'introduzione di robotica e sistemi automatizzati ha ulteriormente ridotto il carico di lavoro fisico sugli infermieri, automatizzando compiti ripetitivi e permettendo ai professionisti di concentrarsi su aspetti più critici dell'assistenza al paziente. Queste innovazioni migliorano non solo l'efficienza ma anche la sicurezza del paziente, riducendo errori umani e incidenti.

Tuttavia, l'adozione di tali tecnologie richiede una formazione adeguata e un aggiornamento continuo delle competenze degli infermieri. Le istituzioni sanitarie devono assicurare che il personale sia non solo competente nell'uso delle nuove tecnologie ma anche consapevole delle implicazioni etiche e legali del loro impiego. Inoltre, è fondamentale considerare l'impatto umano delle tecnologie, garantendo che non si sostituiscano ma piuttosto supportino l'interazione umana nell'assistenza infermieristica.

In conclusione, mentre l'innovazione tecnologica in ambito sanitario porta con sé enormi benefici, è essenziale un approccio bilanciato che valorizzi sia la tecnologia sia il tocco umano. Solo così si può garantire che la pratica infermieristica rimanga compassionevole e centrata sul paziente, pur rimanendo all'avanguardia in termini di efficacia e sicurezza. La sfida per il futuro sarà integrare armoniosamente queste tecnologie nell'assistenza infermieristica, sfruttando al meglio le loro potenzialità per migliorare la salute dei pazienti e l'ambiente di lavoro degli infermieri.

10. Infermieristica in diverse ambientazioni: ospedale, cure domiciliari, aree di guerra, ecc.

L'infermieristica è una professione incredibilmente versatile, con infermieri che operano in una vasta gamma di ambientazioni che presentano sfide e requisiti unici. Esaminiamo alcuni dei principali contesti in cui gli infermieri lavorano e le specificità di ciascuna ambientazione:

Ospedale

In un ospedale, gli infermieri sono spesso al centro dell'azione, fornendo cure dirette ai pazienti in varie unità, da quelle di emergenza a quelle chirurgiche, da terapia intensiva a pediatria. Qui, gli infermieri devono essere altamente competenti in numerose competenze tecniche, capaci di gestire situazioni ad alta intensità e di prendere decisioni rapide. L'ambiente ospedaliero richiede anche eccellenti capacità di collaborazione, poiché gli infermieri lavorano strettamente con medici, terapisti e altri specialisti sanitari.

Cure Domiciliari

Le cure domiciliari offrono un ambiente molto diverso, in cui gli infermieri visitano i pazienti nelle loro case, fornendo assistenza che varia dalla gestione delle condizioni croniche all'assistenza post-operatoria e alla riabilitazione. In questo contesto, gli infermieri devono avere solide capacità interpersonali e di valutazione per gestire le cure in un ambiente meno controllato. L'autonomia è cruciale nelle cure domiciliari, poiché gli infermieri spesso prendono decisioni senza il supporto immediato di un team.

Cure a Lungo Termine e Assistenza agli Anziani

Infermieri che lavorano in strutture di assistenza a lungo termine o in case di cura si occupano principalmente di anziani che necessitano di assistenza continua. Questo lavoro richiede pazienza, compassione e la capacità di gestire le malattie croniche e di affrontare le sfide cognitive e fisiche che spesso accompagnano l'invecchiamento. Gli infermieri in queste impostazioni devono anche essere abili nel fornire supporto emotivo ai pazienti e alle loro famiglie.

Ambiente Psichiatrico e di Salute Mentale

Gli infermieri psichiatrici lavorano con pazienti che soffrono di una varietà di disturbi mentali in ospedali psichiatrici, cliniche ambulatoriali o centri di crisi. Questo ruolo richiede una profonda comprensione della psichiatria e delle tecniche di counseling, nonché forte resilienza emotiva e competenze nel gestire comportamenti imprevedibili o situazioni di crisi.

Aree di Guerra e di Crisi

Gli infermieri che lavorano in zone di conflitto o dopo disastri naturali affrontano condizioni estreme, operando in ambienti dove le risorse sono spesso limitate e il rischio è elevato. Essi devono essere in grado di fornire cure d'emergenza rapide, gestire le ferite traumatiche, e operare in situazioni di stress elevato. Questo richiede non solo competenze cliniche avanzate, ma anche resistenza fisica e mentale.

Ambiente Militare

Gli infermieri militari servono nei vari rami delle forze armate e spesso lavorano in condizioni simili a quelle degli infermieri nelle aree di guerra, con l'aggiunta di specifiche esigenze e protocolli militari. Questi infermieri devono essere pronti a viaggiare frequentemente e ad adattarsi rapidamente a nuove situazioni e culture.

Ricerca Clinica

Infermieri che lavorano in ricerca clinica sono coinvolti nello sviluppo e nell'esecuzione di studi clinici che testano nuovi trattamenti e farmaci. Questo ruolo richiede competenze dettagliate in statistica, metodologia di ricerca, e una rigorosa aderenza agli standard etici e legali.

Educazione Infermieristica

Infermieri educatori lavorano in contesti accademici, formando la prossima generazione di infermieri. Questi professionisti devono combinare la loro esperienza clinica con competenze pedagogiche per sviluppare e impartire programmi educativi efficaci.

Ogni ambiente in cui gli infermieri esercitano offre sfide uniche e richiede una serie diversificata di competenze e conoscenze. Tuttavia, l'elemento comune in tutti questi ambienti è l'impegno nel fornire cure di alta qualità, promuovere la salute e il benessere dei pazienti, e migliorare continuamente le pratiche infermieristiche per rispondere efficacemente alle esigenze sanitarie della società.

Ambiente Pediatrico

Gli infermieri pediatrici lavorano con bambini in vari contesti, dall'ospedale alle cliniche ambulatoriali, alle scuole. Questi professionisti devono avere non solo competenze specifiche per trattare le condizioni mediche infantili, ma anche un'approfondita comprensione dello sviluppo psicologico e emotivo dei bambini. Devono essere capaci di comunicare efficacemente con i bambini a vari livelli di sviluppo e con i loro genitori o tutori, fornendo non solo assistenza medica, ma anche supporto e rassicurazione.

Ambiente di Cura per i Senza Tetto

Gli infermieri che lavorano con popolazioni senza fissa dimora affrontano una serie di sfide uniche, inclusa la gestione di malattie croniche non trattate, problemi di salute mentale, e le complicazioni derivanti da condizioni di vita precarie. Questi infermieri devono essere particolarmente abili nel navigare sistemi di assistenza sociale complessi e nel fornire cure in contesti non tradizionali, spesso con risorse limitate.

Cure Palliative e di Fine Vita

Gli infermieri che lavorano in cure palliative e di fine vita forniscono assistenza a pazienti in fase terminale e alle loro famiglie, concentrando la loro attenzione sul miglioramento della qualità della vita rimanente. Questo richiede una forte capacità empatica, competenze nel gestire il dolore e altri sintomi, e la capacità di supportare emotivamente sia i pazienti che i loro cari durante un periodo estremamente difficile.

Ambiente Chirurgico

Gli infermieri di sala operatoria lavorano in un ambiente altamente tecnico e ad alta posta. Devono avere una conoscenza approfondita delle procedure chirurgiche, mantenere la sterilità, monitorare i segni vitali del paziente durante l'intervento e assistere i chirurghi. Questo richiede precisione, rapidità di reazione e la capacità di lavorare efficacemente sotto pressione.

Infermieristica Forense

Gli infermieri forensi forniscono cure mediche ai pazienti in contesti legali, spesso lavorando con vittime di crimini violenti. Questi professionisti devono essere formati non solo in infermieristica ma anche in aspetti del sistema legale, raccogliendo prove, documentando accuratamente le ferite e a volte testimoniando in tribunale.

Centri di Riabilitazione

Infermieri che lavorano nei centri di riabilitazione aiutano i pazienti a recuperare da infortuni gravi, interventi chirurgici o malattie croniche. Devono collaborare strettamente con fisioterapisti e altri specialisti della riabilitazione per creare e implementare piani di trattamento che aiutino i pazienti a riacquistare la massima indipendenza possibile.

Salute Occupazionale

Gli infermieri di salute occupazionale lavorano in ambiti aziendali e industriali, concentrando la loro attenzione sulla prevenzione delle malattie e degli infortuni sul lavoro. Questi infermieri svolgono valutazioni del rischio, conducono programmi di educazione alla salute e rispondono a emergenze mediche sul posto di lavoro, promuovendo un ambiente sicuro e salutare.

Infermieristica nell'Assistenza a Distanza

Con l'avvento della telemedicina, molti infermieri ora forniscono assistenza da remoto, usando la tecnologia per monitorare i pazienti, gestire le terapie e fornire consulenza sanitaria a distanza. Questo ruolo richiede un'ottima capacità di comunicazione e familiarità con le piattaforme digitali, oltre a una solida base di conoscenze mediche per gestire efficacemente l'assistenza senza il contatto faccia a faccia.

In tutti questi ambienti, l'adattabilità, la competenza professionale e la capacità di rispondere alle esigenze specifiche dei pazienti sono cruciali per il successo degli infermieri. La professione infermieristica, con la sua vasta gamma di specializzazioni e ambientazioni, richiede un impegno continuo alla formazione e all'aggiornamento professionale, garantendo che gli infermieri siano sempre pronti a rispondere efficacemente alle sfide in continua evoluzione del campo sanitario.

Infermieristica in Contesti di Salute Pubblica

Gli infermieri che operano nel campo della salute pubblica affrontano sfide diverse rispetto a quelli in contesti clinici. Lavorano spesso con comunità intere piuttosto che con singoli pazienti, concentrandosi sulla prevenzione delle malattie, sull'educazione sanitaria e sulla promozione di comportamenti salutari a livello di popolazione. Questi professionisti devono essere in grado di sviluppare e implementare programmi che possano affrontare efficacemente le questioni di salute pubblica, come le campagne di vaccinazione o le iniziative contro il fumo, richiedendo un'ottima capacità di comunicazione, persuasione e collaborazione con enti governativi e organizzazioni non governative.

Infermieristica in Ambiente Rurale

Operare come infermiere in contesti rurali porta con sé una serie unica di sfide e responsabilità. Spesso con risorse limitate e accesso ridotto a specialisti, gli infermieri in queste aree devono avere una vasta gamma di competenze e essere in grado di fornire una varietà più ampia di trattamenti. Possono anche assumere ruoli più grandi nella gestione delle cure e nella decisione clinica, e talvolta servono come i principali, se non unici, fornitori di assistenza sanitaria nelle loro comunità. La capacità di lavorare in modo autonomo e di prendere decisioni cliniche informate e sicure è quindi cruciale.

Infermieristica Geriatrica

Gli infermieri che si specializzano in geriatria lavorano con una popolazione anziana in rapido aumento, affrontando condizioni croniche multiple, gestione del dolore, mobilità ridotta e, spesso, problemi di salute mentale come la demenza. Questo lavoro richiede non solo competenze cliniche specifiche ma anche una profonda comprensione delle complesse necessità psicologiche e sociali degli anziani. Gli infermieri geriatrici devono essere particolarmente sensibili e attenti nel fornire cure che rispettino la dignità e l'indipendenza dei loro pazienti.

Infermieristica nel Controllo delle Infezioni

In un'epoca di crescente preoccupazione per le pandemie e la resistenza agli antibiotici, gli infermieri specializzati nel controllo delle infezioni svolgono un ruolo cruciale nel prevenire la diffusione di malattie infettive all'interno delle strutture sanitarie e nella comunità. Questi professionisti devono avere una profonda conoscenza delle pratiche di sterilizzazione, di isolamento e di trattamento delle infezioni, e spesso lavorano a stretto contatto con i team di epidemiologia per monitorare e rispondere agli focolai di malattie.

Infermieristica di Viaggio

Gli infermieri di viaggio vengono inviati in vari luoghi, spesso per brevi assegnazioni, per colmare le lacune nei sistemi sanitari locali, che possono essere causate da carenze di personale o aumenti temporanei della domanda di servizi sanitari. Questo ruolo richiede una grande flessibilità e adattabilità, oltre alla capacità di integrarsi rapidamente in nuove squadre e ambienti, mantenendo un alto livello di prestazioni professionali.

Infermieristica in Ambiente Accademico e di Ricerca

Gli infermieri che operano in ambiente accademico o di ricerca contribuiscono all'avanzamento della scienza infermieristica e alla qualità dell'educazione per gli studenti di infermieristica. Svolgono ricerche su vari aspetti delle cure infermieristiche, sviluppano teorie sanitarie o testano nuovi approcci al trattamento e alla cura del paziente. Questo ruolo richiede un solido background accademico e la capacità di condurre ricerche rigorose, spesso mentre si insegnano contemporaneamente le migliori pratiche agli studenti di infermieristica.

In ciascuno di questi contesti, gli infermieri devono essere equipaggiati non solo con competenze tecniche specifiche ma anche con forti capacità di adattamento e problem-solving. Il loro lavoro è essenziale per garantire che tutti, indipendentemente dall'ambiente in cui si trovano, possano accedere a cure di alta qualità. La diversità di ambienti in cui operano gli infermieri dimostra l'ampiezza e la profondità della professione infermieristica, sottolineando il loro ruolo critico in tutti gli aspetti della sanità.

Concludendo, l'infermieristica è una professione estremamente diversificata e dinamica, con applicazioni in una varietà di ambienti che vanno oltre il tradizionale contesto ospedaliero. Ogni ambiente in cui operano gli infermieri presenta sfide uniche e richiede un insieme specifico di competenze, conoscenze e abilità interpersonali.

1. **Negli ospedali**, gli infermieri gestiscono una gamma ampia di situazioni critiche, lavorando in unità specializzate che richiedono competenze tecniche avanzate e una rapida capacità decisionale sotto pressione. Lavorano in squadra con altri professionisti sanitari per fornire cure acute in un ambiente strutturato e altamente regolamentato.

2. **Nelle cure domiciliari**, si trovano a operare in un contesto meno controllato, dove l'autonomia e la capacità di gestire situazioni impreviste sono cruciali. Devono stabilire una comunicazione efficace con i pazienti e le famiglie, personalizzando le cure in base alle esigenze individuali e ai contesti domestici.

3. **Nelle aree di guerra o in contesti di crisi**, gli infermieri devono dimostrare una resistenza fisica e mentale eccezionale, oltre alla capacità di fornire cure di emergenza in condizioni di risorse limitate e potenzialmente pericolose.

4. **Nei contesti geriatrici**, affrontano le complessità dell'invecchiamento, gestendo

pazienti con molteplici patologie croniche e supportando le loro necessità fisiche, cognitive e emotive in modo compassionevole.

5. **Nella salute pubblica**, gli infermieri si concentrano sulla prevenzione delle malattie, lavorando per migliorare la salute delle comunità attraverso campagne educative, programmi di prevenzione e interventi diretti.

6. **In ambiente psichiatrico e di salute mentale**, affrontano sfide uniche nel trattare pazienti con disturbi mentali, richiedendo non solo abilità cliniche ma anche una profonda sensibilità e comprensione dei problemi di salute mentale.

Ogni ambiente richiede che gli infermieri non solo applichino le loro competenze cliniche, ma si adattino anche alle caratteristiche culturali, sociali ed economiche delle popolazioni servite. Inoltre, l'aggiornamento continuo e la formazione sono cruciali per mantenere standard elevati di cura in tutti gli ambienti, riflettendo le rapide evoluzioni nella tecnologia medica, nelle pratiche sanitarie e nelle politiche di salute.

Nel loro insieme, questi diversi ambienti evidenziano il ruolo vitale che gli infermieri giocano nella fornitura di cure sanitarie a livello globale. Gli infermieri non solo soddisfano le necessità immediate di salute fisica dei pazienti ma rispondono anche a bisogni psicologici, sociali e spirituali, contribuendo a un approccio olistico

alla salute che è fondamentale per il benessere
complessivo dell'individuo. Assicurare che siano
adeguatamente supportati e equipaggiati per navigare
la varietà di sfide in questi ambienti è essenziale per la
sostenibilità dei sistemi sanitari e per la salute delle
comunità globali.

11. Leadership e gestione nel team sanitario: il ruolo dell'infermiere come leader.

Il ruolo dell'infermiere come leader nel team sanitario
è fondamentale e multifaccettato. Gli infermieri non
solo forniscono cure dirette ai pazienti, ma svolgono
anche ruoli critici nella gestione e nella leadership,
influenzando la pratica clinica, le politiche sanitarie e
l'outcome dei pazienti. Di seguito esamino diversi
aspetti della leadership infermieristica e il suo impatto
sul team sanitario:

Leadership Clinica

Gli infermieri leader esercitano un'influenza
significativa sulla qualità delle cure, facendo da
mentori ai colleghi meno esperti e guidando l'adozione
di migliori pratiche e protocolli. Hanno la capacità di
identificare problemi clinici e proporre soluzioni basate
su evidenze, migliorando l'efficacia delle cure e la
sicurezza del paziente. La leadership clinica include
anche l'advocacy per i pazienti, assicurando che le loro

necessità siano soddisfatte e che la loro voce sia ascoltata nella pianificazione delle cure.

Gestione del Cambiamento

In un ambiente sanitario che cambia rapidamente, gli infermieri leader sono spesso alla guida del cambiamento. Questo può includere l'implementazione di nuove tecnologie, la revisione dei flussi di lavoro per aumentare l'efficienza o l'introduzione di innovazioni per migliorare l'assistenza al paziente. Gli infermieri leader devono essere abili nel gestire la resistenza al cambiamento, motivando il team e facilitando la transizione attraverso formazione e supporto continuo.

Gestione delle Risorse

La gestione efficace delle risorse è un altro aspetto cruciale della leadership infermieristica. Questo include la gestione del personale, il budgeting, la programmazione e l'allocazione delle risorse materiali. Gli infermieri leader devono garantire che le risorse siano utilizzate in modo efficiente per fornire la migliore assistenza possibile, ottimizzando allo stesso tempo il benessere del personale e la sostenibilità operativa.

Promozione del Teamwork e della Collaborazione

I leader infermieristici promuovono un ambiente di lavoro collaborativo. Lavorano a stretto contatto con medici, terapisti, assistenti sociali e altri professionisti sanitari per garantire che la cura sia integrata e centrata sul paziente. La loro capacità di facilitare la comunicazione efficace e di risolvere i conflitti all'interno del team è vitale per mantenere un ambiente di lavoro coeso e funzionale.

Formazione e Sviluppo Professionale

Gli infermieri leader hanno un ruolo chiave nello sviluppo professionale del personale infermieristico. Sono responsabili della formazione continua, del mentoring e della valutazione delle prestazioni. Attraverso queste attività, aiutano a garantire che il team mantenga un alto livello di competenza e che sia sempre aggiornato sulle ultime pratiche basate sull'evidenza e sugli sviluppi nel campo sanitario.

Advocacy e Influenza Politica

Gli infermieri leader spesso partecipano attivamente all'advocacy e alla politica sanitaria, lavorando per influenzare le leggi e le politiche che riguardano la professione infermieristica e l'assistenza sanitaria in generale. Questo può includere il lavoro con organizzazioni professionali, la partecipazione a commissioni politiche o il dialogo con i legislatori per promuovere cambiamenti benefici per il sistema sanitario e per i pazienti.

Ricerca e Innovazione

Molti infermieri leader partecipano anche alla ricerca clinica, contribuendo a sviluppare nuove conoscenze che possono migliorare l'assistenza infermieristica e i risultati per i pazienti. Possono guidare studi di ricerca, collaborare con accademici o applicare i risultati della ricerca per migliorare le pratiche cliniche.

In sintesi, gli infermieri leader svolgono un ruolo essenziale nel plasmare l'ambiente sanitario, migliorando le cure dirette al paziente e influenzando le pratiche a livello più ampio. La loro leadership è cruciale non solo per la gestione quotidiana e l'efficacia del team sanitario, ma anche per la progressione a lungo termine del campo infermieristico e la salute pubblica in generale.

Sviluppo di Standard di Cura

Gli infermieri leader sono spesso coinvolti nello sviluppo e nell'aggiornamento degli standard di cura all'interno delle loro istituzioni. Essi utilizzano le ultime ricerche e le best practices per creare protocolli che migliorino la sicurezza del paziente e l'efficacia del trattamento. Questo processo richiede una profonda conoscenza del campo, nonché la capacità di prevedere e rispondere alle esigenze in evoluzione dei pazienti e del sistema sanitario.

Gestione delle Crisi

In tempi di crisi, come una pandemia o una catastrofe naturale, gli infermieri leader giocano un ruolo cruciale nella coordinazione della risposta dell'assistenza sanitaria. Devono essere in grado di prendere decisioni rapide e informate, spesso sotto pressione estrema, e di mobilitare e gestire le risorse in modo efficiente. La loro leadership è essenziale per mantenere la calma, la chiarezza e la direzione in situazioni di incertezza e rapidi cambiamenti.

Promozione dell'Etica nell'Assistenza Sanitaria

Gli infermieri leader devono anche essere campioni dell'etica nell'assistenza sanitaria, garantendo che tutte le decisioni e le azioni del team rispettino i principi etici fondamentali, come l'autonomia del paziente, la non maleficenza, la beneficenza e la giustizia. Promuovono ambienti in cui vengono discussi dilemmi etici e si cerca attivamente di risolvere tali questioni in modo che rispetti i diritti e i desideri dei pazienti.

Incoraggiamento all'Innovazione

In un campo in rapida evoluzione come l'assistenza sanitaria, incoraggiare l'innovazione è cruciale. Gli infermieri leader dovrebbero promuovere un ambiente che non solo accetti il cambiamento, ma lo incoraggi attivamente. Ciò può includere il supporto per esperimenti con nuove tecnologie, processi o idee che potrebbero migliorare l'efficacia delle cure o l'efficienza operativa.

Rafforzamento della Comunicazione Interdisciplinare

Un aspetto importante della leadership infermieristica è il miglioramento e il rafforzamento della comunicazione tra diverse discipline sanitarie. Gli infermieri leader agiscono come ponti tra medici, terapisti, assistenti sociali e altri professionisti sanitari, garantendo che ci sia una chiara comprensione reciproca e che tutti i membri del team collaborino efficacemente verso l'obiettivo comune di fornire la migliore assistenza possibile al paziente.

Valorizzazione delle Competenze Multiculturali

In un mondo globalizzato, con una crescente diversità nelle popolazioni di pazienti, gli infermieri leader devono valorizzare e promuovere competenze multiculturali all'interno dei team sanitari. Essi incoraggiano la formazione su come affrontare efficacemente le barriere culturali, linguistiche e sociali che possono influenzare l'assistenza al paziente, garantendo che tutte le pratiche di cura siano culturalmente sensibili e rispettose delle diverse tradizioni e convinzioni.

Sostenibilità Ambientale in Assistenza Sanitaria

Gli infermieri leader stanno anche diventando sempre più coinvolti nell'incorporare pratiche di sostenibilità nelle strutture sanitarie. Lavorano per ridurre l'impronta ecologica delle loro operazioni attraverso la riduzione dei rifiuti, il riciclaggio, e l'adozione di tecnologie verdi. Questo non solo migliora l'efficienza operativa, ma contribuisce anche a promuovere la responsabilità ambientale nel settore sanitario.

Facilitazione dell'Accesso alle Cure

Una parte essenziale del ruolo di leadership degli infermieri è facilitare l'accesso equo alle cure per tutte le popolazioni. Questo include lavorare per eliminare le disparità nella salute che possono esistere a causa di differenze economiche, razziali, etniche o geografiche, assicurando che ogni individuo riceva l'assistenza di cui ha bisogno indipendentemente dalla sua situazione personale o sociale.

Advocacy per la Salute Mentale

Data l'importanza crescente della salute mentale nel discorso sanitario globale, gli infermieri leader svolgono un ruolo cruciale nell'avvocare per una migliore comprensione e risorse per la salute mentale. Essi possono guidare iniziative per integrare i servizi di salute mentale più profondamente nel tessuto delle cure sanitarie generali, promuovendo un approccio olistico che riconosce l'importanza della salute mentale accanto alla salute fisica.

Guida nelle Emergenze Sanitarie

In momenti di crisi sanitaria, come durante una pandemia, gli infermieri leader sono indispensabili nel coordinare la risposta dell'assistenza sanitaria. Sono spesso in prima linea nel gestire l'allocazione delle risorse, nell'adattare le procedure per affrontare le sfide emergenti e nel mantenere il morale alto tra il personale quando le risorse sono limitate e il carico di lavoro è elevato.

Integrazione della Tecnologia nell'Assistenza

Con la continua evoluzione della tecnologia medica, gli infermieri leader hanno il compito di integrare nuove tecnologie in modo che migliorino, piuttosto che complicare, i processi di cura. Ciò richiede non solo un impegno per la formazione continua sulle nuove tecnologie ma anche una valutazione critica delle innovazioni per assicurare che migliorino effettivamente l'assistenza al paziente e l'efficienza del personale.

In ogni ruolo e in ogni ambiente, il leader infermieristico funge da pilastro di conoscenza, supporto, innovazione e compassione. Attraverso la loro guida, possono notevolmente influenzare non solo la salute e il benessere dei loro pazienti ma anche l'efficacia e l'umanità dell'ambiente sanitario nel suo insieme.

Promozione della Ricerca Infermieristica

Gli infermieri leader sono spesso coinvolti nella promozione e nel sostegno alla ricerca infermieristica. Possono facilitare la partecipazione del personale infermieristico a studi di ricerca che mirano a esplorare metodi innovativi per migliorare l'efficacia delle cure, l'efficienza del servizio e l'esperienza del paziente. Incoraggiare la partecipazione alla ricerca non solo contribuisce al corpo di conoscenze infermieristiche ma aiuta anche gli infermieri a rimanere al passo con le pratiche basate sull'evidenza.

Sviluppo di Politiche Sanitarie

La leadership infermieristica è essenziale nello sviluppo di politiche sanitarie. Gli infermieri leader possono usare la loro esperienza pratica e conoscenza dei bisogni dei pazienti per influenzare e plasmare le politiche che regolano l'assistenza sanitaria. Lavorando con organismi normativi, governi e altre organizzazioni sanitarie, possono contribuire a formare politiche che promuovano cure di qualità e accessibili per tutti.

Gestione delle Emergenze Sanitarie

Gli infermieri leader svolgono un ruolo cruciale nella gestione delle emergenze sanitarie, dalla pianificazione alla risposta all'emergenza. Devono essere capaci di organizzare rapidamente le risorse, gestire le squadre e comunicare efficacemente sotto pressione. Questo ruolo è particolarmente critico in contesti di crisi, dove le decisioni rapide possono salvare vite.

Supervisione e Mentoring

Il mentoring e la supervisione sono componenti fondamentali della leadership infermieristica. Attraverso il mentoring, gli infermieri leader aiutano i colleghi meno esperti a sviluppare le loro capacità, guidandoli attraverso complesse sfide cliniche e professionali. Questo non solo migliora le competenze del singolo infermiere ma rafforza l'intera squadra.

Leadership Partecipativa

Adottare uno stile di leadership partecipativa può essere particolarmente efficace in ambiente sanitario. Gli infermieri leader che coinvolgono attivamente i membri del team nelle decisioni che influenzano il loro lavoro quotidiano possono migliorare la morale e l'efficacia del team. Questo stile di leadership promuove un senso di appartenenza e responsabilità tra il personale, stimolando l'innovazione e l'efficienza.

Focus sulla Salute e il Benessere del Personale

Un leader infermieristico efficace si preoccupa non solo della salute dei pazienti ma anche del benessere della propria squadra. Implementare programmi di benessere per il personale infermieristico, affrontare proattivamente il burnout e creare un ambiente di lavoro supportivo sono tutte responsabilità cruciali del leader infermieristico. Questi sforzi possono contribuire a ridurre il turnover del personale e a mantenere una squadra motivata e impegnata.

Navigazione nei Cambiamenti Tecnologici

Con l'avanzamento continuo della tecnologia medica, gli infermieri leader devono essere abili nella navigazione e integrazione di nuove tecnologie che possono migliorare l'assistenza al paziente e l'efficienza operativa. Devono valutare criticamente le nuove tecnologie, determinare la loro applicabilità e facilitare la formazione e l'adozione da parte del personale.

Incoraggiamento alla Comunicazione Aperta

Promuovere una cultura di comunicazione aperta e trasparente è vitale per una leadership efficace in infermieristica. Gli infermieri leader dovrebbero incoraggiare il personale a esprimere idee, preoccupazioni e suggerimenti. Questo non solo aiuta a identificare e risolvere i problemi più rapidamente ma anche a far sentire ogni membro del team valorizzato e ascoltato.

Questi aspetti della leadership infermieristica evidenziano il ruolo complesso e dinamico degli infermieri nei team sanitari. Attraverso una leadership efficace, gli infermieri possono avere un impatto profondo non solo sul benessere dei pazienti ma anche sulla cultura dell'ambiente sanitario, promuovendo pratiche di lavoro migliori, maggiore soddisfazione del personale e, in ultima analisi, risultati sanitari migliorati per la comunità servita.

Promozione della Formazione Continua

Gli infermieri leader svolgono un ruolo cruciale nel promuovere la formazione continua all'interno del loro team. È essenziale che incoraggino e facilitino l'accesso a opportunità educative che non solo mantengano il personale aggiornato con le ultime pratiche cliniche e linee guida, ma anche stimolino lo sviluppo professionale e personale. Questo impegno nella formazione continua aiuta a garantire che il team sia competente nelle tecnologie emergenti, nelle procedure avanzate e nei nuovi protocolli di trattamento, rafforzando la qualità complessiva dell'assistenza sanitaria fornita.

Gestione dei Conflitti

Nel contesto dinamico della sanità, i conflitti sono inevitabili. Gli infermieri leader devono possedere robuste competenze nella gestione dei conflitti per navigare e risolvere efficacemente le dispute all'interno del team. Ciò include l'ascolto attivo, la mediazione tra parti in disaccordo e l'offerta di soluzioni costruttive che rispettino le diverse prospettive e esigenze. Una gestione efficace dei conflitti previene le frizioni interpersonali e mantiene un ambiente di lavoro armonioso e produttivo.

Sviluppo della Leadership nei Colleghi

Un leader infermieristico efficace non solo guida ma anche coltiva potenziali leader all'interno del suo team. Ciò può essere realizzato identificando membri del personale con qualità di leadership e fornendo loro opportunità di mentorship e ruoli di responsabilità incrementali. Facilitare lo sviluppo della leadership nei colleghi assicura che il team sia resiliente, con più membri capaci di prendere decisioni informate e guidare in assenza del leader principale.

Innovazione e Ricerca

Gli infermieri leader dovrebbero essere i propulsori dell'innovazione e della ricerca all'interno delle loro istituzioni. Ciò implica non solo incoraggiare la partecipazione a studi di ricerca ma anche sostenere l'innovazione nell'ottimizzazione dei processi di cura e l'introduzione di nuove tecnologie che possono migliorare l'efficienza e l'esito delle cure. Questo può significare collaborare con enti di ricerca, sviluppatori di tecnologia sanitaria e altri professionisti del settore per pilotare progetti o studi che portino a miglioramenti tangibili nel campo.

Etica e Compliance

Un leader infermieristico deve assicurare che tutte le operazioni all'interno del suo ambito di responsabilità siano condotte in conformità con le leggi, le regolamentazioni e i codici etici pertinenti. Ciò richiede una comprensione chiara delle normative sanitarie e una vigilanza costante per garantire che le pratiche del team siano sempre all'altezza degli standard richiesti. L'etica e la compliance non sono solo questioni legali ma sono fondamentali per mantenere la fiducia dei pazienti e la credibilità dell'istituzione sanitaria.

Supporto Emotivo e Benessere del Team

Oltre alle responsabilità cliniche e amministrative, gli infermieri leader devono anche essere attenti al benessere emotivo del loro team. Ciò può includere l'offerta di supporto psicologico, l'organizzazione di sessioni di decompressione dopo eventi particolarmente stressanti e la promozione di un equilibrio sano tra vita lavorativa e personale. Riconoscendo e affrontando lo stress, la fatica e le altre questioni emotive tra i membri del team, i leader possono aiutare a prevenire il burnout e mantenere un ambiente di lavoro motivante e supportivo.

Advocacy e Influenza a Livello di Politica Sanitaria

Infine, gli infermieri leader hanno l'opportunità e la responsabilità di influenzare la politica sanitaria a livelli più alti. Attraverso l'advocacy attiva e il coinvolgimento in comitati o consigli, possono contribuire a plasmare le politiche che influenzano direttamente la pratica infermieristica e l'assistenza al paziente. Essere un avvocato efficace richiede non solo conoscenze

12. Formazione continua e sviluppo professionale: opportunità e obblighi.

La formazione continua e lo sviluppo professionale sono elementi essenziali nella carriera di un infermiere, garantendo che i professionisti rimangano competenti, efficaci e al passo con i rapidi cambiamenti nel campo della sanità. Questi aspetti non solo rappresentano un'opportunità per crescita personale e professionale, ma sono anche obbligatori in molti contesti per mantenere la licenza di pratica. Vediamo più nel dettaglio le opportunità e gli obblighi associati alla formazione continua per gli infermieri.

Opportunità

1. **Mantenimento delle Competenze**: La formazione continua consente agli infermieri di mantenere le competenze cliniche al massimo livello, apprendendo nuove tecniche, tecnologie e procedure che emergono nel campo medico. Questo è fondamentale per garantire che la cura del paziente sia sicura, efficace e basata sulle più recenti evidenze scientifiche.

2. **Specializzazione**: Attraverso corsi avanzati e programmi di certificazione, gli infermieri possono specializzarsi in specifiche aree di pratica, come oncologia, terapia intensiva, geriatria, pediatria, e molto altro. La specializzazione può portare a opportunità di carriera avanzate, maggiore soddisfazione professionale e una migliore qualità delle cure fornite ai pazienti.

3. **Sviluppo Professionale**: La formazione continua offre agli infermieri l'opportunità di avanzare nella loro carriera. Attraverso ulteriori studi, come conseguire un master o un dottorato in scienze infermieristiche, gli infermieri possono accedere a ruoli di leadership, amministrazione, ricerca o educazione.

4. **Rete Professionale**: Partecipare a conferenze, workshop e corsi può ampliare la rete professionale di un infermiere, collegandolo a colleghi, mentori e leader nel campo. Queste connessioni possono essere preziose per la condivisione di conoscenze, per opportunità di carriera e per supporto professionale.

5. **Rinnovamento della Licenza**: In molti paesi, la formazione continua è necessaria per il rinnovo delle licenze professionali. Completare gli obblighi di formazione continua è essenziale per rimanere in regola con le normative del consiglio di licenza.

Obblighi

1. **Requisiti Legali e Regolatori**: La maggior parte dei consigli di licenza infermieristica richiede un certo numero di ore di formazione continua per mantenere la licenza attiva. Questo assicura che tutti gli infermieri siano aggiornati sulle competenze necessarie per fornire cure sicure ed efficaci.

2. **Standard Etici e Professionali**: Mantenere una formazione continua è parte degli standard etici e professionali che governano la pratica infermieristica. Gli infermieri hanno il dovere etico di rimanere informati e competenti nel loro campo per proteggere la salute e la sicurezza dei pazienti.

3. **Responsabilità di Mantenere la Competenza**: Oltre agli obblighi legali, gli infermieri hanno una responsabilità professionale di cercare attivamente opportunità di apprendimento per migliorare le proprie competenze e capacità. Questo è fondamentale non solo per la loro crescita personale ma anche per elevare lo standard di cura nell'intera professione.

4. **Aggiornamento con le Innovazioni Sanitarie**: Il campo della sanità è in rapida evoluzione, con nuovi trattamenti, tecnologie e informazioni che emergono continuamente. Gli infermieri devono rimanere aggiornati su questi

sviluppi per integrarli efficacemente nella loro pratica quotidiana.

In conclusione, la formazione continua e lo sviluppo professionale sono imperativi per gli infermieri che desiderano rimanere efficaci nel loro campo, soddisfare gli obblighi legali e etici e migliorare le loro carriere. Investire in queste attività non solo migliora la qualità delle cure fornite ai pazienti ma arricchisce anche l'intero ambiente sanitario, promuovendo una cultura di apprendimento continuo e eccellenza professionale.

Adattamento alle Nuove Normative Sanitarie

Man mano che le normative sanitarie cambiano, gli infermieri devono aggiornarsi su nuove leggi, politiche e procedure che influenzano la pratica clinica. La formazione continua fornisce una piattaforma essenziale per comprendere e adattarsi a questi cambiamenti, garantendo che la pratica infermieristica rimanga conforme e che gli infermieri siano informati sulle migliori modalità di protezione dei pazienti e della loro privacy.

Miglioramento della Qualità dell'Assistenza

L'obiettivo principale della formazione continua è migliorare la qualità dell'assistenza fornita ai pazienti. Gli infermieri che partecipano regolarmente a corsi di aggiornamento sono meglio equipaggiati per implementare le migliori pratiche basate sull'evidenza, risultando in una migliore gestione del paziente e riduzione degli eventi avversi. Questo non solo migliora l'esito per i pazienti ma rafforza anche la reputazione dell'istituzione sanitaria per la quale lavorano.

Adozione di Tecnologie Avanzate

Con l'evoluzione tecnologica nel campo della sanità, gli infermieri devono familiarizzare con l'uso di nuovi dispositivi e software. La formazione continua offre sessioni specifiche che possono insegnare agli infermieri come integrare efficacemente la tecnologia nelle loro routine quotidiane, dalla documentazione elettronica alla telemedicina, migliorando l'efficienza e la precisione nel lavoro.

Leadership e Capacità Gestionali

Per gli infermieri che aspirano a ruoli di leadership o già in posizioni di gestione, la formazione continua è fondamentale per sviluppare competenze manageriali come la gestione del personale, la pianificazione strategica e la gestione finanziaria. Corsi di leadership e gestione specifici per la sanità possono fornire gli strumenti necessari per gestire efficacemente un team, guidare progetti e prendere decisioni informate che influenzano l'intero dipartimento o istituzione.

Sviluppo della Resilienza Professionale

Gli infermieri affrontano regolarmente stress elevato, carichi di lavoro intensi e situazioni emotivamente cariche. Parte della formazione continua può concentrarsi sullo sviluppo della resilienza, insegnando strategie per gestire lo stress, bilanciare il lavoro e la vita personale, e mantenere il benessere mentale e fisico. Questo non solo aiuta gli infermieri a gestire meglio le pressioni del lavoro ma può anche prevenire il burnout professionale.

Contributo alla Ricerca e alla Politica Sanitaria

La partecipazione alla formazione continua permette agli infermieri di contribuire alla ricerca infermieristica e alla formulazione di politiche sanitarie basate sull'evidenza. Gli infermieri possono utilizzare le conoscenze acquisite per proporre modifiche alle pratiche correnti, partecipare a studi di ricerca o scrivere articoli e materiali che influenzano le politiche a livello locale, nazionale o internazionale.

Networking Professionale

La formazione continua offre innumerevoli opportunità di networking attraverso conferenze, workshop e seminari. Questi eventi permettono agli infermieri di connettersi con colleghi, esperti del settore e professionisti di altre discipline, creando una rete di contatti che può essere preziosa per lo sviluppo professionale e opportunità di collaborazione futura.

Valorizzazione della Professione Infermieristica

Infine, partecipando attivamente alla formazione continua, gli infermieri dimostrano un impegno verso l'eccellenza professionale, valorizzando la professione infermieristica agli occhi della società e di altre professioni sanitarie. Questo contributo rafforza il ruolo dell'infermieristica come colonna portante del sistema sanitario e promuove un'immagine di professionalità, dedizione e competenza.

Attraverso questi numerosi aspetti, è evidente che la formazione continua e lo sviluppo professionale sono indispensabili non solo per la crescita individuale degli infermieri ma anche per l'evoluzione complessiva della pratica infermieristica e il miglioramento continuo della qualità dell'assistenza sanitaria.

Focalizzazione su Competenze Specialistiche

Oltre alle competenze generali, la formazione continua permette agli infermieri di acquisire competenze specialistiche specifiche per determinati settori, come l'oncologia, la cardiologia, o la pediatria. Questo livello di specializzazione richiede non solo un apprendimento approfondito delle condizioni mediche pertinenti ma anche della farmacologia, delle procedure specifiche e delle tecniche di comunicazione efficaci con pazienti e famiglie che affrontano queste difficili circostanze. Acquisire queste competenze attraverso la formazione continua arricchisce la capacità dell'infermiere di fornire cure specializzate e personalizzate.

Miglioramento delle Competenze di Insegnamento

Per gli infermieri coinvolti nell'educazione di studenti o nella formazione di nuovi dipendenti, la formazione continua può includere metodi didattici avanzati e tecniche di formazione. Questi programmi non solo aggiornano gli infermieri sui contenuti clinici ma migliorano anche le loro abilità nel trasmettere conoscenze in modo efficace, coinvolgente e comprensibile, rafforzando così la qualità dell'istruzione infermieristica e la preparazione delle future generazioni di infermieri.

Adozione di Pratiche Basate sull'Evidenza

La medicina basata sull'evidenza è un pilastro fondamentale della pratica clinica moderna, e la formazione continua è essenziale per mantenere gli infermieri aggiornati sugli ultimi studi, ricerche e migliori pratiche. Attraverso seminari, corsi online e giornali peer-reviewed, gli infermieri possono integrare le nuove scoperte nella loro pratica quotidiana, migliorando l'efficacia del trattamento e l'efficienza delle cure.

Sviluppo della Leadership Esecutiva

Per gli infermieri che aspirano a ruoli dirigenziali o esecutivi, la formazione continua può offrire programmi specifici focalizzati su competenze di leadership avanzate, come la gestione strategica, la comunicazione organizzativa, la negoziazione e la gestione del cambiamento. Questi corsi preparano gli infermieri a prendere posizioni di leadership, dove possono influenzare positivamente la direzione e le politiche delle istituzioni sanitarie.

Promozione della Salute e Prevenzione delle Malattie

La formazione continua fornisce agli infermieri le conoscenze per implementare efficacemente programmi di promozione della salute e prevenzione delle malattie all'interno delle comunità che servono. Questi programmi sono cruciali per ridurre l'incidenza di malattie croniche, migliorare la salute generale e ridurre i costi sanitari a lungo termine.

Miglioramento delle Capacità di Gestione del Dolore

Con l'aumento della consapevolezza riguardo gli oppioidi e il loro uso, la formazione continua in gestione del dolore è diventata critica. I corsi possono offrire agli infermieri le competenze per utilizzare approcci multimodali al dolore, integrando metodi farmacologici, fisici e psicologici per gestire il dolore in modo efficace e sicuro.

Formazione in Risposta alle Emergenze

In un mondo dove le emergenze sanitarie globali, come pandemie e disastri naturali, sono sempre più frequenti, la formazione continua in risposta alle emergenze è vitale. Questi corsi preparano gli infermieri a rispondere efficacemente in situazioni di crisi, migliorando la preparazione e la capacità di reazione rapida in scenari di emergenza.

Sviluppo di Protocolli per la Sicurezza del Paziente

La sicurezza del paziente è una priorità assoluta nel settore sanitario. La formazione continua aiuta gli infermieri a sviluppare e affinare protocolli che minimizzano i rischi per i pazienti, riducono gli errori medici e migliorano gli esiti sanitari. Questi corsi possono coprire argomenti che vanno dalla gestione dei farmaci alla prevenzione delle infezioni, dalla sicurezza delle procedure alle tecniche di comunicazione per assicurare che ogni membro del team sanitario sia informato e responsabile.

Attraverso queste e altre iniziative di formazione continua, gli infermieri non solo mantengono e espandono la loro competenza clinica ma contribuiscono anche a migliorare l'efficacia complessiva del sistema sanitario, assicurando che i pazienti ricevano cure di alta qualità basate su conoscenze aggiornate e pratiche avanzate.

Integrazione di Approcci Olistici nelle Cure

Nel mondo sempre più complesso della sanità, l'integrazione di approcci olistici e alternativi può arricchire notevolmente la pratica infermieristica. La formazione continua permette agli infermieri di esplorare e integrare pratiche come l'aromaterapia, la riflessologia, la medicina naturopatica e le tecniche di rilassamento, che possono migliorare il benessere generale dei pazienti e offrire opzioni di trattamento complementari. Questi corsi ampliano la visione dell'assistenza sanitaria e forniscono strumenti aggiuntivi per supportare i pazienti in modo più completo.

Formazione in Comunicazione Interculturale

Considerando la crescente diversità delle popolazioni servite, la formazione in comunicazione interculturale è essenziale per gli infermieri. Corsi specifici possono aiutare a sviluppare competenze necessarie per interagire efficacemente con pazienti di varie culture, migliorando la comprensione e il rispetto delle diverse prospettive e usanze. Questo tipo di formazione migliora l'efficacia comunicativa e può prevenire incomprensioni che potrebbero influenzare negativamente l'assistenza al paziente.

Tecniche Avanzate di Gestione dei Casi

Per gli infermieri coinvolti nella gestione dei casi, in particolare in ambienti come le assicurazioni sanitarie o la cura a lungo termine, la formazione continua può offrire approfondimenti su tecniche avanzate di gestione dei casi. Questi programmi forniscono competenze su come navigare sistemi complessi, coordinare con vari fornitori di servizi sanitari e ottimizzare i percorsi di cura per i pazienti con esigenze multiple e complesse.

Leadership Efficace in Situazioni di Alto Stress

Gli infermieri spesso operano in situazioni ad alta tensione, come nelle unità di terapia intensiva, sale emergenze o durante crisi sanitarie pubbliche. La formazione continua può offrire strategie specializzate per la gestione dello stress e la leadership efficace in tali contesti, aiutando gli infermieri a mantenere la calma, a prendere decisioni ponderate e a guidare i team in modo efficiente anche sotto pressione estrema.

Sviluppo di Competenze per la Telemedicina

Con l'aumento dell'uso della telemedicina, gli infermieri necessitano di formazione specifica per gestire le consultazioni virtuali in modo efficace. Questi corsi possono includere aspetti tecnici del software di telemedicina, nonché le migliori pratiche per mantenere una comunicazione efficace e un'alta qualità dell'assistenza quando il paziente non è fisicamente presente.

Formazione sulle Leggi sulla Privacy e sulla Sicurezza dei Dati

Man mano che la documentazione sanitaria diventa sempre più digitalizzata, è cruciale per gli infermieri comprendere le leggi sulla privacy e la sicurezza dei dati. La formazione continua in questo campo aiuta gli infermieri a capire come proteggere le informazioni sensibili dei pazienti e garantire che tutte le procedure siano conformi alle normative nazionali e internazionali sulla privacy.

Corsi su Innovazioni Farmacologiche

Il rapido sviluppo di nuovi farmaci e trattamenti richiede una formazione continua per gli infermieri, per assicurare che siano informati sugli ultimi progressi farmacologici. Corsi su nuove terapie, interazioni farmacologiche e gestione degli effetti collaterali possono aiutare gli infermieri a fornire consulenza farmacologica accurata e a gestire i regimi di trattamento in modo sicuro.

Competenze Avanzate in Infermieristica Geriatrica

Con l'invecchiamento della popolazione, vi è una crescente necessità di infermieri specializzati nella cura degli anziani. La formazione continua in infermieristica geriatrica può includere approfondimenti su problemi di salute comuni nella terza età, strategie per la gestione della demenza, e tecniche per promuovere l'invecchiamento attivo e sano.

Ogni opportunità di formazione continua è cruciale per gli infermieri che desiderano rimanere all'avanguardia nel loro campo, garantendo che possano continuare a fornire un livello di cura che sia rispettoso, informato e tecnicamente competente. Questo impegno nella formazione continua non solo migliora le capacità individuali degli infermieri ma rafforza anche la qualità complessiva del sistema sanitario.

Concludendo, la formazione continua e lo sviluppo professionale rappresentano pilastri essenziali per la pratica infermieristica moderna. Oltre ad essere un requisito per il mantenimento della licenza in molte giurisdizioni, questi elementi sono fondamentali per assicurare che gli infermieri rimangano al passo con i rapidi cambiamenti nel campo della medicina, tecnologia e legislazione sanitaria.

Mantenimento delle competenze: La formazione continua consente agli infermieri di mantenere e rafforzare le competenze cliniche essenziali, garantendo che siano sempre capaci di offrire un alto standard di cura. Questo è cruciale in un ambiente sanitario che evolve costantemente, dove nuove malattie, trattamenti e tecnologie emergono regolarmente.

Espansione della conoscenza e specializzazione: Attraverso programmi di formazione avanzata, gli infermieri possono specializzarsi in aree specifiche della medicina, dal trattamento dell'infanzia alla cura degli anziani, dalla gestione del dolore alla psichiatria. Questo non solo arricchisce la loro carriera ma migliora anche la qualità delle cure fornite ai pazienti.

Sviluppo della leadership: La formazione continua gioca un ruolo chiave nello sviluppo delle capacità di leadership degli infermieri. Corsi dedicati possono preparare gli infermieri a prendere ruoli di supervisori, manager o leader di progetto, fornendo loro gli strumenti necessari per gestire team, progetti e politiche sanitarie.

Adattamento ai cambiamenti normativi e tecnologici: La formazione continua mantiene gli infermieri aggiornati sulle normative in continua evoluzione e sulle innovazioni tecnologiche che impattano la pratica sanitaria. Questo è essenziale per garantire che le pratiche infermieristiche rimangano conformi e che gli infermieri siano competenti nell'utilizzo delle ultime tecnologie.

Promozione della pratica basata sull'evidenza: La partecipazione a programmi di formazione continua consente agli infermieri di rimanere informati sulle ultime ricerche e pratiche basate sull'evidenza. Questo supporta decisioni cliniche informate che migliorano gli esiti per i pazienti e ottimizzano l'uso delle risorse sanitarie.

Networking professionale: La partecipazione a corsi, seminari e conferenze fornisce preziose opportunità di networking, permettendo agli infermieri di connettersi con colleghi e leader del settore. Questi contatti possono essere fonti di supporto, ispirazione e opportunità di carriera.

In definitiva, la formazione continua è vitale non solo per il mantenimento delle competenze tecniche ma anche per il rafforzamento della professionalità e dell'etica nel campo infermieristico. Investire nella formazione continua è investire nel futuro dell'assistenza sanitaria, garantendo che gli infermieri siano ben preparati per affrontare le sfide correnti e future, migliorando così la cura del paziente in ogni aspetto. Questa dedizione continua all'apprendimento e al miglioramento è ciò che sostiene la professione infermieristica come una forza vitale nel mantenimento e nel miglioramento della salute pubblica globale.

13. Legislazione e politiche sanitarie: come influenzano la professione infermieristica.

La legislazione e le politiche sanitarie giocano un ruolo cruciale nel plasmare la professione infermieristica, influenzando direttamente come gli infermieri forniscono cure, gestiscono i pazienti e interagiscono con altri professionisti del settore sanitario. Queste normative possono variare notevolmente da una regione all'altra, ma alcune tematiche comuni si riflettono a livello globale. Di seguito, esploriamo come la legislazione e le politiche sanitarie influenzino la professione infermieristica in vari aspetti chiave.

Normative sui Requisiti di Licenza

Le leggi che regolano l'ottenimento e il mantenimento delle licenze infermieristiche sono fondamentali per garantire che solo professionisti qualificati e competenti pratichino. Queste normative includono requisiti di formazione, esami di certificazione e, in molti luoghi, obblighi di formazione continua per il rinnovo delle licenze. Questi standard contribuiscono a mantenere un alto livello di competenza tra gli infermieri e assicurano che i pazienti ricevano assistenza da professionisti adeguatamente formati e aggiornati.

Politiche sulla Portata della Pratica

La legislazione determina anche la portata della pratica per gli infermieri, definendo quali attività sono permessi o proibiti in base al loro livello di formazione e licenza. Questo include specifiche su chi può prescrivere medicamenti, eseguire procedure avanzate o fornire certi tipi di cure. Tali politiche influenzano direttamente il ruolo che gli infermieri possono giocare all'interno del team sanitario, impattando la loro capacità di operare in modo autonomo e le loro responsabilità quotidiane.

Regolamenti sulla Collaborazione Interprofessionale

Le politiche sanitarie spesso delineano le modalità di collaborazione tra infermieri e altri professionisti sanitari, come medici, farmacisti e terapisti. Questi regolamenti possono influenzare la dinamica del team sanitario, facilitando o ostacolando la collaborazione interprofessionale. Normative che promuovono un approccio di team collaborativo possono migliorare l'efficienza e l'efficacia delle cure, mentre regolamenti restrittivi potrebbero limitare la capacità degli infermieri di contribuire pienamente al processo di cura.

Leggi sulla Privacy dei Pazienti

Le normative sulla privacy e la protezione dei dati, come il GDPR nell'Unione Europea o l'HIPAA negli Stati Uniti, hanno un impatto significativo sulla professione infermieristica. Queste leggi stabiliscono standard rigorosi per la gestione delle informazioni sanitarie dei pazienti, richiedendo che gli infermieri siano diligenti nel proteggere la privacy dei pazienti e sicuri nella gestione dei dati. La violazione di queste leggi può portare a sanzioni significative per le istituzioni sanitarie e per i professionisti coinvolti.

Politiche di Remunerazione e Benefici

Le politiche governative possono influenzare direttamente la remunerazione degli infermieri, i loro benefici e le condizioni di lavoro. Per esempio, leggi che stabiliscono salari minimi o regolano il rapporto infermiere-paziente possono migliorare le condizioni di lavoro e, di conseguenza, la qualità delle cure. Allo stesso modo, le politiche relative agli incentivi per lavorare in aree rurali o sottoservite possono attrarre infermieri in regioni dove sono maggiormente necessari.

Politiche sulla Salute Pubblica

Le normative che riguardano le priorità di salute pubblica, come i programmi di vaccinazione o le campagne contro il tabagismo, richiedono la partecipazione attiva degli infermieri. Questi professionisti spesso giocano un ruolo chiave nell'implementazione di tali politiche, dal fornire educazione sanitaria al monitorare e segnalare i risultati. Gli infermieri sono spesso in prima linea nelle iniziative di salute pubblica, il che significa che le leggi che definiscono queste priorità possono avere un impatto diretto sul loro lavoro quotidiano.

In sintesi, la legislazione e le politiche sanitarie non solo definiscono il quadro in cui gli infermieri possono operare ma influenzano anche ogni aspetto della loro pratica professionale, dall'educazione all'ambito delle loro responsabilità, fino alle dinamiche di lavoro interprofessionali e alla remunerazione. Questi fattori insieme contribuiscono a modellare l'ambiente in cui gli infermieri forniscono cure, garantendo che siano ben posizionati per soddisfare le esigenze dei pazienti in un sistema sanitario in continua evoluzione.

Effetti delle Politiche di Austerità

Le politiche di austerità, che possono includere tagli ai budget sanitari, possono avere un impatto significativo sulla professione infermieristica. Tali politiche possono portare a riduzioni nel personale, aumento dei carichi di lavoro e riduzione delle risorse disponibili per la formazione e gli strumenti necessari. Questo può incidere sulla qualità delle cure che gli infermieri sono in grado di fornire e sulla loro soddisfazione lavorativa, aumentando il rischio di burnout e influenzando negativamente il morale del personale.

Regolamentazioni sui Turni di Lavoro

Le leggi che regolano la durata dei turni di lavoro e il riposo obbligatorio per gli infermieri sono cruciali per garantire che il personale non sia sovraccarico e che abbia sufficiente tempo per recuperare tra i turni.

Queste normative sono essenziali per mantenere un ambiente di lavoro sicuro e produttivo, riducendo gli errori medici causati dalla stanchezza e migliorando la salute generale degli infermieri.

Impatto dei Cambiamenti Demografici

Le politiche sanitarie devono adattarsi ai cambiamenti demografici, come l'invecchiamento della popolazione, che possono aumentare la domanda di servizi sanitari e cambiare le tipologie di cure necessarie. Gli infermieri devono essere formati per rispondere a queste esigenze in evoluzione, che possono includere un maggiore focus su malattie croniche, cure palliative e gestione della demenza. Le politiche che anticipano e rispondono a questi cambiamenti demografici possono aiutare a garantire che gli infermieri siano preparati a incontrare le sfide future.

Standardizzazione delle Pratiche Infermieristiche

Le leggi e le regolamentazioni possono standardizzare alcune pratiche infermieristiche per garantire che ogni paziente riceva un livello di cura coerente e basato sull'evidenza scientifica, indipendentemente dalla regione o dall'istituzione. Questa standardizzazione può contribuire a ridurre le disparità nelle cure sanitarie e migliorare gli esiti per tutti i pazienti. Gli infermieri devono essere a conoscenza di queste standardizzazioni e incorporarle nelle loro pratiche quotidiane.

Responsabilità Legale e Conformità

Le normative influenzano anche la responsabilità legale degli infermieri. Conoscere e comprendere la legislazione locale e nazionale relativa alla responsabilità professionale è fondamentale per gli infermieri per proteggersi da potenziali cause legali. Le politiche sanitarie che delineano chiaramente i diritti e i doveri degli infermieri possono aiutare a minimizzare il rischio legale e promuovere una pratica sicura e conforme.

Coinvolgimento nella Politica Sanitaria

Gli infermieri sono incoraggiati a partecipare attivamente alla formulazione delle politiche sanitarie. La loro esperienza diretta nella fornitura di cure e nella comprensione delle esigenze dei pazienti li rende risorse preziose nell'ambito legislativo. Partecipando a gruppi di lavoro politici, comitati consultivi e associazioni professionali, gli infermieri possono influenzare direttamente le decisioni che modellano la loro professione e l'assistenza sanitaria più in generale.

Innovazione nella Formazione Infermieristica

Infine, le politiche possono influenzare l'educazione e la formazione degli infermieri, promuovendo l'adozione di nuovi metodi didattici e tecnologie avanzate nell'apprendimento. Questo è cruciale per preparare gli infermieri a lavorare in ambienti sanitari sempre più complessi e tecnologicamente avanzati, garantendo che la forza lavoro infermieristica rimanga competente, versatile e pronta a rispondere efficacemente alle sfide del settore sanitario moderno.

In sintesi, la legislazione e le politiche sanitarie non solo definiscono il perimetro operativo degli infermieri ma influenzano profondamente ogni aspetto della loro professione. Da come vengono formati e quali competenze possono esercitare, fino a come vengono protetti legalmente e incoraggiati a partecipare alla crescita e innovazione del settore sanitario, ogni dettaglio della pratica infermieristica può essere toccato da queste politiche.

Promozione dell'Accesso Universale alle Cure

Le politiche sanitarie possono mirare a promuovere l'accesso universale alle cure, il che implica un ruolo significativo per gli infermieri nel fornire servizi accessibili e di qualità. Le legislazioni che supportano l'espansione dei servizi sanitari spesso necessitano di un aumento del personale infermieristico e possono influenzare gli infermieri a lavorare in ambienti rurali o sottoserviti. Questo richiede non solo una formazione adeguata per gestire una vasta gamma di condizioni mediche in contesti potenzialmente isolati, ma anche un impegno per l'equità nella sanità e una passione per il servizio comunitario.

Diritto alla Salute e Politiche Etiche

Le normative sanitarie sono strettamente legate ai principi etici, inclusi i diritti dei pazienti e la giustizia sanitaria. Gli infermieri, operando spesso come primi punti di contatto nel sistema sanitario, hanno il compito di garantire che queste politiche etiche siano rispettate nella pratica quotidiana. Devono quindi essere consapevoli delle implicazioni etiche delle loro azioni e di come le leggi influenzino queste pratiche, garantendo trattamenti equi e rispettosi dei diritti umani.

Impatti delle Riforme Sanitarie

Le riforme sanitarie, che possono includere cambiamenti nei sistemi di assicurazione, nei modelli di finanziamento della salute o nelle politiche di prescrizione, hanno un impatto diretto sulla pratica infermieristica. Gli infermieri devono navigare queste riforme comprendendo come influenzano la copertura assicurativa dei pazienti, l'accessibilità ai farmaci e le opzioni di trattamento disponibili. Essere informati su queste questioni è essenziale per aiutare i pazienti a navigare nel sistema sanitario e per fornire cure che siano non solo efficaci ma anche economicamente accessibili.

Politiche di Salute Mentale

Con l'aumento della consapevolezza sulla salute mentale, molte politiche sanitarie si stanno evolvendo per includere maggiori risorse e supporto per i disturbi mentali. Gli infermieri sono spesso in prima linea nell'applicazione di queste politiche, fornendo screening, interventi e supporto continuativo ai pazienti con problemi di salute mentale. La formazione continua e l'aggiornamento su queste politiche sono cruciali per garantire che gli infermieri possano offrire un supporto efficace e conforme alle leggi attuali.

Normative sui Sistemi di Informazione Sanitaria

L'implementazione di sistemi di informazione sanitaria avanzati è spesso regolata da politiche che mirano a migliorare la sicurezza e l'efficienza del trattamento dei dati dei pazienti. Gli infermieri devono familiarizzare con queste tecnologie e con le relative normative per garantire che la gestione delle informazioni sia sicura e che la privacy dei pazienti sia protetta. Ciò può includere la formazione su sistemi di registrazioni elettroniche, l'uso di piattaforme di telemedicina e il rispetto delle normative sulla protezione dei dati.

Iniziativa per la Riduzione degli Errori Medici

Le politiche volte a ridurre gli errori medici richiedono che gli infermieri adottino pratiche basate sull'evidenza e partecipino a programmi di formazione continua. Questi possono includere protocolli per la sicurezza del paziente, gestione del rischio e tecniche di miglioramento della qualità. L'adozione di queste pratiche è cruciale per minimizzare gli errori, migliorare gli esiti per i pazienti e ridurre le complicazioni legali legate alla malpractice.

Politiche di Sostenibilità Ambientale in Sanità

La crescente enfasi sulle politiche di sostenibilità ambientale si riflette anche nel settore sanitario, spingendo gli infermieri a considerare l'impatto ambientale delle loro pratiche. Questo può includere la gestione dei rifiuti sanitari, l'uso di materiali e forniture sostenibili e l'adozione di pratiche che riducono il consumo energetico nelle strutture sanitarie. Gli infermieri possono guidare queste iniziative adottando e promuovendo comportamenti ecocompatibili all'interno delle loro squadre e organizzazioni.

Questi sono solo alcuni dei modi in cui la legislazione e le politiche sanitarie possono influenzare profondamente la professione infermieristica. Mantenere gli infermieri informati e impegnati con queste politiche non solo migliora la qualità della cura, ma rafforza anche il ruolo degli infermieri come componenti essenziali del sistema sanitario, attivamente coinvolti nel plasmare e migliorare l'assistenza sanitaria del futuro.

Concludendo, la legislazione e le politiche sanitarie influenzano profondamente la professione infermieristica, modellando praticamente ogni aspetto del lavoro quotidiano degli infermieri e del più ampio contesto sanitario in cui operano. Le politiche governative e le normative stabiliscono gli standard per la formazione, la licenza, la pratica e la condotta etica degli infermieri, garantendo che i pazienti ricevano cure sicure ed efficaci da professionisti qualificati.

Regolamentazione della Pratica Professionale: Leggi e normative definiscono chiaramente i parametri entro cui gli infermieri possono esercitare, delineando le responsabilità e le competenze. Ciò include dettagli su procedure specifiche che gli infermieri sono autorizzati a eseguire, limiti alla prescrizione di farmaci e requisiti per la supervisione professionale. Queste regole aiutano a mantenere un alto standard di cura e a garantire la sicurezza del paziente.

Formazione e Educazione Continua: Le politiche sanitarie enfatizzano l'importanza della formazione continua, rendendola spesso un requisito obbligatorio per il rinnovo delle licenze professionali. Questo assicura che gli infermieri restino informati sulle ultime evoluzioni cliniche e tecnologiche, migliorando continuamente la qualità dell'assistenza fornita.

Influenza sul Ruolo degli Infermieri nel Sistema Sanitario: Le politiche sanitarie influenzano anche il ruolo degli infermieri all'interno delle equipe di cura, spesso ampliando le loro responsabilità in risposta a esigenze sanitarie emergenti, come carenze di medici o crescente enfasi sulla gestione delle malattie croniche. Gli infermieri sono sempre più visti come leader nella fornitura di cure primarie e nella gestione della salute della comunità.

Impatto sul Benessere e sulle Condizioni di Lavoro degli Infermieri: Leggi e politiche che regolano gli orari di lavoro, le condizioni di lavoro e i diritti dei lavoratori hanno un impatto diretto sul benessere degli infermieri. Politiche sanitarie efficaci assicurano che gli infermieri lavorino in ambienti che promuovono la salute fisica e mentale, contribuendo a prevenire il burnout e a mantenere un alto livello di morale e soddisfazione professionale.

Protezione della Privacy e della Sicurezza dei Dati: Con l'adozione crescente di sistemi di registrazioni sanitarie elettroniche, la legislazione sulla privacy e la sicurezza dei dati è diventata fondamentale. Queste leggi proteggono le informazioni sensibili dei pazienti e definiscono le responsabilità degli infermieri nella protezione di tali dati.

Influenza sulla Politica Sanitaria: Gli infermieri sono incoraggiati a partecipare attivamente alla formulazione delle politiche sanitarie. La loro esperienza diretta e la loro prospettiva unica sono essenziali per lo sviluppo di politiche che siano sensibili alle realtà quotidiane della cura dei pazienti e che promuovano sistemi sanitari più efficienti ed equi.

In sintesi, la legislazione e le politiche sanitarie non solo stabiliscono i requisiti legali e etici per la pratica infermieristica, ma influenzano anche l'evoluzione della professione stessa, modellando come gli infermieri si impegnano nella cura dei pazienti e nella comunità. Gli infermieri, quindi, non solo devono rimanere informati sulle leggi e le politiche pertinenti ma, quando possibile, dovrebbero anche contribuire al loro sviluppo, utilizzando la loro esperienza per plasmare politiche sanitarie che migliorino gli esiti per i pazienti e l'efficacia del sistema sanitario nel suo complesso.

14. Case Studies: analisi di casi reali per illustrare le sfide e le soluzioni.

L'uso di studi di caso è un metodo efficace per esplorare e illustrare le sfide complesse affrontate dagli infermieri nella pratica quotidiana e le soluzioni creative che essi possono adottare. Questo approccio aiuta a comprendere meglio le situazioni reali, incoraggiando il pensiero critico e l'applicazione pratica delle conoscenze teoriche. Di seguito, analizzo alcuni studi di caso che riflettono varie situazioni comuni nella professione infermieristica.

Studio di Caso 1: Gestione del Dolore in Pazienti Oncologici

Sfida: Un'infermiera lavora in un reparto oncologico dove molti pazienti soffrono di dolori intensi a causa delle loro condizioni. Un particolare paziente, nonostante riceva la massima dose consentita di analgesici, continua a soffrire significativamente. L'infermiera deve navigare tra le esigenze del paziente, le politiche ospedaliere e le preoccupazioni relative all'uso di oppioidi.

Soluzione: L'infermiera inizia a collaborare con un team multidisciplinare, composto da un medico del dolore, un farmacista e uno psicologo, per valutare approcci integrativi e personalizzati alla gestione del dolore. Introduce anche terapie non farmacologiche come la musicoterapia, la meditazione guidata e la terapia fisica, che aiutano il paziente a gestire meglio il dolore e migliorano la sua qualità della vita.

Studio di Caso 2: Mancanza di Adesione al Trattamento in Pazienti Diabetici

Sfida: Un infermiere di comunità si occupa di un paziente con diabete di tipo 2 che ha difficoltà a seguire il regime terapeutico prescritto. Nonostante ripetute istruzioni, il paziente mostra poca comprensione dell'importanza di mantenere una dieta adeguata e di monitorare regolarmente i livelli di glucosio.

Soluzione: L'infermiere decide di investire più tempo nella formazione del paziente, utilizzando materiali didattici visivi e sessioni interattive per migliorare la comprensione del paziente. L'infermiere visita anche il paziente a casa per valutare l'ambiente domestico e identificare ostacoli pratici all'adesione al trattamento. Inoltre, l'infermiere coordina con un assistente sociale per garantire che il paziente abbia accesso a risorse comunitarie che possono supportare il suo regime di cura.

Studio di Caso 3: Conflitti Etici nella Fine della Vita

Sfida: In un reparto di terapia intensiva, un infermiere si trova di fronte a un conflitto etico quando i membri della famiglia di un paziente in fase terminale non riescono a raggiungere un consenso sulle decisioni di fine vita. Il paziente ha espresso il desiderio di non prolungare artificialmente la sua vita, ma alcuni familiari insistono per continuare le cure intensive.

Soluzione: L'infermiere facilita una serie di incontri tra i membri della famiglia, il team di cure palliative e un consulente etico. Utilizzando le competenze di comunicazione empatica e mediando la discussione, l'infermiere aiuta la famiglia a comprendere meglio i desideri del paziente e le implicazioni delle diverse opzioni di trattamento. L'infermiere garantisce che tutte le parti siano informate e coinvolte nel processo decisionale, rispettando i desideri del paziente mentre supporta la famiglia attraverso questo periodo difficile.

Studio di Caso 4: Prevenzione delle Infezioni in Ambito Chirurgico

Sfida: Un'infermiera che lavora in sala operatoria nota un aumento dei casi di infezioni del sito chirurgico. Questo problema non solo compromette la salute dei pazienti ma aumenta anche i costi sanitari e il tempo di degenza ospedaliera.

Soluzione: L'infermiere inizia un'analisi dettagliata dei casi recenti e identifica alcune lacune nelle pratiche di sterilità e nelle procedure di pulizia post-operatoria. Collaborando con il team di controllo delle infezioni, l'infermiere sviluppa e implementa un programma di formazione rafforzato per tutto il personale della sala operatoria, enfatizzando le tecniche di asepsi e introducendo checklist operative per garantire che tutte le procedure di sterilizzazione siano rigorosamente seguite.

Questi studi di caso illustrano come gli infermieri, attraverso l'uso della conoscenza clinica, delle competenze di comunicazione e del pensiero critico, possano affrontare efficacemente le sfide quotidiane. Essi evidenziano l'importanza della formazione continua, del lavoro di squadra e dell'innovazione nella pratica infermieristica, sottolineando il ruolo vitale degli infermieri nel garantire non solo la salute fisica ma anche il benessere emotivo e etico dei pazienti.

Studio di Caso 5: Gestione del Carico di Lavoro e della Fatica del Personale

Sfida: In un grande ospedale urbano, un'infermiera caposala si rende conto che il carico di lavoro eccessivo sta influenzando negativamente la salute e la produttività del personale infermieristico. Gli infermieri stanno mostrando segni di fatica e stress, con un aumento degli errori nella somministrazione dei farmaci e una diminuzione della soddisfazione dei pazienti.

Soluzione: L'infermiera caposala inizia collaborando con il dipartimento delle risorse umane per analizzare i dati sui turni di lavoro e i pattern di assenza. Utilizzando queste informazioni, sviluppa una proposta per una migliore distribuzione dei turni e l'introduzione di pause più frequenti. Propone anche l'implementazione di workshop sul benessere e la gestione dello stress. Dopo l'approvazione, monitora gli effetti delle modifiche, notando un miglioramento nella morale del team e una riduzione degli errori di cura.

Studio di Caso 6: Adattamento alle Tecnologie di Monitoraggio a Distanza

Sfida: Un'infermiera di un programma di gestione della salute a casa si trova a dover integrare l'uso di tecnologie di monitoraggio a distanza per pazienti con malattie croniche. Tuttavia, molti pazienti e alcuni membri del team sono riluttanti ad adottare questa nuova tecnologia, preferendo le interazioni faccia a faccia.

Soluzione: L'infermiera organizza sessioni di formazione sia per i pazienti che per il team di cura, dimostrando come le tecnologie di monitoraggio possano migliorare la gestione delle condizioni croniche e ridurre la necessità di visite ospedaliere frequenti. Include testimonianze di pazienti che hanno già beneficiato di tali tecnologie e offre supporto continuo per facilitare la transizione. Gradualmente, sia i pazienti che il team si adattano alle nuove procedure, riconoscendo i benefici del monitoraggio a distanza.

Studio di Caso 7: Confronto con la Scarsità di Risorse

Sfida: In una clinica rurale, gli infermieri affrontano una costante scarsità di risorse mediche essenziali, che limita la loro capacità di fornire cure ottimali. Questa situazione è aggravata da un accesso limitato a servizi sanitari specialistici.

Soluzione: L'infermiera responsabile inizia a collaborare con ONG locali e partner internazionali per sviluppare un programma di donazioni e scambi di risorse. Parallelamente, organizza una serie di formazioni per il personale su tecniche di cura alternative che non richiedono dispositivi ad alta tecnologia. L'infermiera implementa anche un sistema di teleconsulto con specialisti in aree urbane, migliorando così la qualità delle diagnosi e dei piani di trattamento.

Studio di Caso 8: Migliorare l'Adesione al Trattamento in Ambienti Multiculturali

Sfida: In una comunità multiculturale, gli infermieri affrontano sfide nell'assicurare l'adesione al trattamento a causa delle barriere linguistiche e culturali. Molti pazienti non seguono i regimi di trattamento a causa di incomprensioni o diffidenze culturali nei confronti delle pratiche mediche convenzionali.

Soluzione: Gli infermieri organizzano workshop multilingue sui benefici dei trattamenti medici, coinvolgendo leader comunitari e mediatori culturali per facilitare la comunicazione. Creano anche materiale informativo in diverse lingue e formati facilmente comprensibili. Implementano un programma di visite domiciliari per dimostrare l'uso dei farmaci e per rafforzare il rapporto di fiducia tra il personale infermieristico e la comunità.

Studio di Caso 9: Etica nell'Assistenza agli Anziani con Multiple Patologie

Sfida: Un'infermiera in un centro di assistenza a lungo termine si confronta con questioni etiche complesse riguardanti la fine della vita e il trattamento aggressivo in pazienti anziani con multiple patologie. La famiglia di un paziente insiste per trattamenti invasivi nonostante le scarse prospettive di miglioramento della qualità della vita.

Soluzione: L'infermiera facilita discussioni etiche coinvolgendo un tcam multidisciplinare, inclusi medici, eticisti e assistenti sociali, per esaminare ogni caso individualmente. Organizza sessioni con la famiglia del paziente per esplorare le loro aspettative e paure, fornendo educazione sulle opzioni di cure palliative e su come queste possano migliorare la qualità della vita del paziente nelle sue ultime fasi.

Questi studi di caso illustrano la vasta gamma di sfide che gli infermieri possono incontrare e le strategie innovative e riflessive che possono adottare per risolverle. Attraverso l'analisi di questi casi, gli infermieri e gli studenti di infermieristica possono guadagnare una comprensione più profonda di come applicare le loro conoscenze e competenze in scenari reali, garantendo cure etiche, efficaci e rispettose dei bisogni individuali dei pazienti.

Studio di Caso 10: Implementazione di Protocolli di Sicurezza in Ambito Ospedaliero

Sfida: In un ospedale, gli infermieri si trovano a gestire frequenti episodi di infezioni ospedaliere tra i pazienti chirurgici. Nonostante esistano protocolli di sicurezza, il personale fatica a seguirli consistentemente, principalmente a causa della mancanza di tempo e di risorse adeguate.

Soluzione: Un gruppo di infermieri leader prende l'iniziativa di rivedere e semplificare i protocolli esistenti, eliminando passaggi superflui e integrando nuove tecnologie che facilitano il rispetto delle procedure. Lavorano anche per aumentare la consapevolezza e la formazione sull'importanza del rispetto dei protocolli di sicurezza attraverso sessioni regolari di aggiornamento e simulazioni pratiche. Inoltre, introducono audit regolari per monitorare la conformità e identificare aree di miglioramento.

Studio di Caso 11: Gestione del Burnout tra il Personale Infermieristico

Sfida: In una unità di terapia intensiva, gli infermieri mostrano segni evidenti di burnout a causa dell'elevato stress lavorativo e della pressione emotiva continua, complicati da una recente ondata di casi gravi dovuti a una pandemia.

Soluzione: La direzione dell'ospedale, in collaborazione con il personale infermieristico, implementa un programma di supporto alla salute

mentale che include counseling disponibile 24/7,
workshop su tecniche di gestione dello stress e periodi
di riposo obbligatori. Promuovono anche una cultura
del supporto reciproco incoraggiando il personale a
partecipare a incontri di gruppo dove possono
condividere esperienze e strategie di coping.

Studio di Caso 12: Ottimizzazione dell'Uso dei Farmaci in Geriatria

Sfida: Un'infermiera in una casa di riposo si accorge
che molti pazienti anziani assumono numerosi farmaci
con potenziali interazioni negative, aumentando il
rischio di effetti collaterali e complicazioni.

Soluzione: L'infermiera collabora con un team di
farmacisti per rivedere le prescrizioni dei pazienti.
Insieme, sviluppano un programma di gestione della
farmacoterapia che valuta l'efficacia e la necessità di
ogni farmaco. Questo programma include anche la
formazione degli infermieri su come monitorare e
segnalare gli effetti collaterali, nonché sessioni
informative per i pazienti e le loro famiglie sulla
gestione sicura dei farmaci.

Studio di Caso 13: Miglioramento delle Transizioni di Cura

Sfida: Gli infermieri di un reparto di ospedale si
trovano frequentemente a gestire problemi di
comunicazione durante le transizioni di cura dei
pazienti dimessi, portando a confusione e a volte a ri-
ricoveri.

Soluzione: L'ospedale decide di implementare un nuovo sistema elettronico di passaggio delle informazioni che standardizza e automatizza il processo di trasmissione delle informazioni tra l'ospedale e i fornitori di cure primarie o le strutture di cura a lungo termine. Gli infermieri vengono formati sull'uso del sistema e sono coinvolti nel perfezionamento del processo per assicurare che tutte le informazioni necessarie siano correttamente trasmesse e ricevute.

Studio di Caso 14: Affrontare le Disparità nella Cura della Salute Materna

Sfida: Gli infermieri in un'unità di maternità in un'area urbana con una popolazione multietnica osservano disparità significative nei risultati della salute materna tra diversi gruppi etnici.

Soluzione: Gli infermieri collaborano con i responsabili della salute pubblica per sviluppare e implementare programmi di educazione alla salute materna che siano culturalmente appropriati e accessibili a tutte le comunità. Organizzano sessioni di educazione in diverse lingue e impiegano mediatori culturali per garantire che tutte le future madri ricevano informazioni complete e supporto durante e dopo la gravidanza.

Questi studi di caso evidenziano la versatilità e l'adattabilità necessarie nella professione infermieristica per affrontare una vasta gamma di sfide, dalla gestione del burnout alla sicurezza dei pazienti, dall'ottimizzazione della farmacoterapia alla riduzione delle disparità sanitarie. Mostrano l'importanza dell'innovazione continua, del pensiero critico e della collaborazione interprofessionale nell'assicurare che gli infermieri non solo soddisfino gli standard di cura ma migliorino anche attivamente la qualità e l'efficacia delle cure sanitarie fornite.

Studio di Caso 15: Integrazione dell'Assistenza Psicosociale nei Programmi di Cura per il Cancro

Sfida: Gli infermieri in un centro oncologico riconoscono che molti pazienti lottano non solo con le sfide fisiche del cancro ma anche con significative difficoltà psicologiche e sociali. Tuttavia, esiste una mancanza di servizi integrati che affrontino questi aspetti complessivi della cura del paziente.

Soluzione: Un gruppo di infermieri specializzati in oncologia inizia a collaborare con psicologi, assistenti sociali e specialisti in terapie complementari per sviluppare un programma di assistenza integrata. Questo programma offre consulenza, supporto di gruppo, terapie alternative come yoga e meditazione, e assistenza nella gestione delle questioni pratiche e finanziarie legate al trattamento del cancro. Gli infermieri svolgono un ruolo centrale nel coordinare e monitorare il piano di assistenza complessivo, garantendo che tutte le esigenze dei pazienti siano soddisfatte efficacemente.

Studio di Caso 16: Confronto con la Resistenza Antimicrobica in Terapia Intensiva

Sfida: Un reparto di terapia intensiva si trova ad affrontare un aumento di casi di infezioni resistenti agli antibiotici. Gli infermieri sono preoccupati per l'efficacia del trattamento e la sicurezza del paziente, dato che le opzioni di trattamento si stanno riducendo a causa della resistenza ai farmaci.

Soluzione: L'infermiera caporeparto inizia un'analisi delle procedure di prescrizione e di somministrazione degli antibiotici nel reparto. Successivamente, implementa un programma di stewardship antimicrobica che include formazione specifica per gli infermieri sulle pratiche di prescrizione consapevole, monitoraggio rigoroso dell'uso degli antibiotici e collaborazione con i farmacisti per ottimizzare i regimi di trattamento. Viene inoltre potenziato il controllo delle infezioni per minimizzare la trasmissione di patogeni resistenti.

Studio di Caso 17: Promozione della Salute Neonatale in Ambiente Rurale

Sfida: In una comunità rurale, gli infermieri di un piccolo ospedale materno notano alti tassi di complicazioni neonatali e bassi livelli di consapevolezza sanitaria tra le gestanti. Le risorse limitate e l'accesso difficoltoso ai centri specializzati complicano ulteriormente la situazione.

Soluzione: Gli infermieri collaborano con le autorità sanitarie locali per istituire un programma mobile di assistenza prenatale e postnatale. Utilizzano unità mobili per visitare le comunità isolate, fornendo controlli regolari, educazione sanitaria alle madri e vaccinazioni. Inoltre, implementano tecnologie di telemedicina che permettono consultazioni a distanza con specialisti, migliorando l'accesso alle cure e la qualità dell'assistenza neonatale e materna.

Studio di Caso 18: Gestione delle Epidemie in Contesti Urbani Congestionati

Sfida: Durante un'epidemia di influenza in una grande città, gli infermieri di un ospedale pubblico si trovano a gestire un flusso sovraffollato di pazienti, mettendo a dura prova le risorse disponibili e aumentando il rischio di trasmissione intraospedaliera dell'influenza.

Soluzione: L'équipe infermieristica, in collaborazione con il dipartimento di sanità pubblica, organizza centri di trattamento temporanei per gestire i casi meno gravi fuori dall'ospedale. Gli infermieri svolgono un ruolo chiave nell'organizzazione di queste strutture, nella formazione del personale temporaneo e nella gestione dei flussi di pazienti, garantendo che tutti ricevano informazioni accurate sulla prevenzione e sul trattamento dell'influenza.

Studio di Caso 19: Migliorare l'Accesso alla Riabilitazione per Pazienti Post-Ictus

Sfida: Gli infermieri di un reparto di riabilitazione notano che molti pazienti post-ictus non raggiungono i loro obiettivi di recupero a causa dell'inizio tardivo della riabilitazione, spesso ritardata da complicazioni o dalla mancanza di posti disponibili.

Soluzione: Un team infermieristico in collaborazione con neurologi e fisioterapisti sviluppa un protocollo per l'inizio precoce della riabilitazione nei pazienti post-ictus. Questo protocollo include valutazioni iniziali rapide, una stretta collaborazione con l'équipe medica per gestire le complicazioni in modo proattivo e l'uso di tecnologie assistive per iniziare la riabilitazione anche nei pazienti ancora allettati.

Ogni caso esplora come gli infermieri possono affrontare efficacemente sfide complesse attraverso l'innovazione, l'adattabilità e la collaborazione interdisciplinare. Questi studi di caso non solo evidenziano la complessità della pratica infermieristica moderna ma anche l'impatto significativo che gli infermieri hanno nel migliorare la qualità delle cure, nell'innovare le pratiche sanitarie e nel promuovere risultati positivi per i pazienti in una varietà di contesti sanitari.

Concludendo, i case studies nel contesto infermieristico offrono una visione preziosa e pratica delle sfide quotidiane che gli infermieri affrontano e delle soluzioni innovative che adottano per superarle.

Questi studi di caso illustrano non solo la complessità e la diversità delle situazioni che si presentano nell'assistenza sanitaria, ma anche il ruolo cruciale degli infermieri nel risolvere problemi, migliorare l'assistenza al paziente e ottimizzare i processi sanitari.

1. Importanza della Formazione e dell'Educazione Continua: I case studies sottolineano la necessità di una formazione continua e di un aggiornamento professionale costante per gli infermieri. Essi devono rimanere informati sulle ultime ricerche, tecnologie e pratiche migliori per applicare queste conoscenze alla cura del paziente e per affrontare efficacemente le sfide emergenti.

2. Necessità di Collaborazione Interprofessionale: Gli studi di caso evidenziano il valore della collaborazione tra varie discipline sanitarie. La capacità degli infermieri di lavorare efficacemente con medici, terapisti, assistenti sociali e altri specialisti è fondamentale per fornire una cura comprensiva e centrata sul paziente, garantendo che tutte le esigenze del paziente siano soddisfatte in maniera olistica.

3. Innovazione e Adattabilità: Gli infermieri devono essere innovativi e adattabili, pronti a sperimentare nuovi approcci e soluzioni per migliorare l'assistenza sanitaria. I case studies dimostrano come l'adozione di nuove tecnologie, la modifica dei protocolli di trattamento e l'introduzione di programmi di supporto possono migliorare significativamente gli esiti per i pazienti.

4. Promozione della Salute Pubblica e Prevenzione: Gli infermieri giocano un ruolo attivo nella promozione della salute e nella prevenzione delle malattie. I case studies mostrano come programmi di educazione sanitaria, interventi preventivi e campagne di sensibilizzazione possano essere decisivi nel ridurre la prevalenza di malattie croniche e migliorare la salute generale delle comunità.

5. Gestione del Burnout e Sostegno al Personale: È essenziale che gli infermieri siano supportati non solo professionalmente ma anche emotivamente. I case studies illustrano l'importanza di affrontare il burnout e di fornire supporto psicologico al personale infermieristico per mantenere un ambiente di lavoro sano e produttivo.

6. Etica e Advocacy: Gli infermieri sono spesso in prima linea nella gestione di questioni etiche complesse, dalla fine della vita alla gestione del consenso informato. L'abilità di navigare questi dilemmi etici, spesso evidenziata nei case studies, è cruciale per garantire che le decisioni di cura rispettino la dignità e i diritti dei pazienti.

In sintesi, l'analisi di case studies in infermieristica è un potente strumento didattico e pratico che aiuta gli infermieri e gli studenti di infermieristica a comprendere meglio le dinamiche del campo sanitario, a sviluppare competenze critiche e a prepararsi per le complesse sfide cliniche e etiche che incontreranno nella loro carriera. Attraverso questi approfondimenti, gli infermieri possono continuare a evolversi come professionisti competenti e compassionevoli, pronti a prendere decisioni informate e ad agire come avvocati dei pazienti in un ambiente sanitario in continua evoluzione.

15. Relazioni interprofessionali: collaborazione con altri professionisti della salute.

Le relazioni interprofessionali nel settore sanitario rappresentano un aspetto fondamentale per garantire un'assistenza completa ed efficace ai pazienti. La collaborazione tra infermieri e altri professionisti della salute, come medici, farmacisti, fisioterapisti, assistenti sociali, e specialisti di varie discipline, è essenziale per ottimizzare i risultati per il paziente e migliorare l'efficienza operativa. Di seguito, esploro vari aspetti di come le relazioni interprofessionali influenzano la pratica infermieristica e il sistema sanitario nel suo complesso.

Benefici della Collaborazione Interprofessionale

1. **Cura Olistica del Paziente:** La collaborazione interprofessionale permette un approccio olistico alla cura, dove ogni professionista contribuisce con la sua specifica competenza. Questo assicura

che tutti gli aspetti della salute del paziente siano considerati, dal trattamento fisico alla salute mentale e al supporto sociale.

2. **Miglioramento dei Risultati Clinici:** La collaborazione efficace tra professionisti sanitari può portare a una migliore gestione delle malattie croniche, riduzione degli errori medici, e tempi di recupero più rapidi. Gli infermieri, lavorando a stretto contatto con medici e altri specialisti, possono assicurare che i trattamenti siano adeguati e che le cure siano coordinate.

3. **Efficienza Operativa:** Le buone relazioni interprofessionali possono ridurre i doppioni di servizi e migliorare l'uso delle risorse. Questo è particolarmente importante in ambienti con risorse limitate, dove la collaborazione può aiutare a massimizzare l'efficacia delle cure fornite.

4. **Educazione e Formazione Incrociata:** Lavorare in team interprofessionali permette agli infermieri di apprendere da altri professionisti sanitari e viceversa. Questo arricchimento professionale continuo migliora le competenze del personale e potenzia la qualità dell'assistenza.

Sfide nelle Relazioni Interprofessionali

1. **Barriere alla Comunicazione:** Differenze nel jargon professionale, nella formazione e nelle prospettive possono ostacolare la comunicazione

efficace. Questo può portare a fraintendimenti e a una scarsa coordinazione dell'assistenza, che potrebbero influire negativamente sui risultati per il paziente.

2. **Conflitti di Ruolo:** La sovrapposizione delle responsabilità o l'incertezza riguardo i ruoli specifici possono portare a tensioni o conflitti all'interno del team. È fondamentale chiarire i ruoli e le aspettative di ogni professionista per facilitare una collaborazione efficace.

3. **Disparità di Potere:** Talvolta, le percezioni di disparità di potere tra diverse professioni possono influenzare la dinamica del team e la qualità delle decisioni cliniche. Promuovere un ambiente di rispetto reciproco e apprezzamento per il contributo di ciascun membro del team è essenziale.

Strategie per Migliorare le Relazioni Interprofessionali

1. **Formazione Interprofessionale:** Incorporare la formazione interprofessionale nei curricula educativi può preparare i futuri professionisti sanitari a lavorare efficacemente in team multidisciplinari. Questo tipo di formazione può includere simulazioni, workshop e progetti collaborativi.

2. **Comunicazione Aperta:** Stabilire canali di comunicazione chiari e regolari incontri di team

può aiutare a mantenere tutti i membri informati e coinvolti. L'uso di tecnologie come software di gestione dei pazienti e piattaforme di comunicazione può facilitare questo processo.

3. **Leadership Collaborativa:** Promuovere stili di leadership che valorizzino la collaborazione e l'input da parte di tutti i membri del team può contribuire a un ambiente di lavoro più equo e produttivo. I leader dovrebbero fungere da mediatori e facilitatori, incoraggiando il dialogo e la risoluzione dei conflitti.

In sintesi, le relazioni interprofessionali nell'ambito sanitario non sono solo auspicabili, ma necessarie per fornire cure di alta qualità e complete. Attraverso la collaborazione efficace e il rispetto reciproco tra infermieri e altri professionisti della salute, è possibile superare le sfide cliniche complesse e garantire che i pazienti ricevano l'assistenza migliore possibile.

Integrazione di Nuove Tecnologie

L'adozione di nuove tecnologie sanitarie richiede un'effettiva collaborazione interprofessionale per garantire che gli strumenti siano utilizzati efficacemente e in modo sicuro. Gli infermieri spesso collaborano con tecnici IT, ingegneri biomedici e altri specialisti per implementare sistemi di gestione dei dati del paziente, dispositivi di monitoraggio remoto e altre tecnologie digitali. Questa collaborazione assicura che le tecnologie siano integrate in modo che migliorino, e non ostacolino, il flusso di lavoro clinico e la qualità dell'assistenza.

Formazione Continua Condivisa

Le sessioni di formazione continua condivise tra diverse discipline possono aiutare a colmare le lacune di conoscenza e a promuovere una migliore comprensione delle varie specializzazioni. Ad esempio, infermieri, medici e farmacisti possono partecipare a seminari congiunti sulle ultime linee guida per il trattamento del diabete o sulla gestione della dolore cronico. Queste sessioni non solo rafforzano le competenze professionali ma anche migliorano il rispetto e la comprensione tra professionisti.

Coinvolgimento in Progetti di Ricerca Multidisciplinari

La partecipazione a progetti di ricerca che coinvolgono diversi professionisti sanitari può portare a innovazioni significative nel campo della medicina. Gli infermieri, con la loro prospettiva diretta sull'assistenza quotidiana al paziente, possono offrire input vitali nei team di ricerca, aiutando a progettare studi che sono più rilevanti per le esigenze dei pazienti e più pratici per l'implementazione clinica.

Politiche Sanitarie Inclusive

La collaborazione interprofessionale è essenziale anche nella formulazione di politiche sanitarie. Gli infermieri dovrebbero avere voce in capitolo nelle discussioni politiche insieme a medici, amministratori sanitari e pianificatori per garantire che le politiche riflettano una comprensione olistica delle necessità del settore. Un'efficace politica sanitaria dovrebbe considerare l'input da tutte le professioni per creare sistemi di cura che siano sostenibili, efficaci e giusti.

Creazione di Team di Gestione del Caso

Nei casi di pazienti con condizioni complesse, la formazione di team interprofessionali di gestione del caso può facilitare una cura coordinata e continua. Tali team possono includere infermieri, medici specialisti, fisioterapisti, nutrizionisti e assistenti sociali, ognuno contribuendo con la propria competenza specifica al piano di cura complessivo. Questo approccio team-based garantisce che tutte le necessità del paziente siano affrontate e che le cure siano ottimizzate per risultati migliori.

Promozione della Salute Mentale e del Benessere

La collaborazione interprofessionale è cruciale anche nella promozione della salute mentale e del benessere sia dei pazienti che del personale sanitario. Programmi congiunti di supporto alla salute mentale, seminari su tecniche di riduzione dello stress e iniziative di benessere possono beneficiare dall'input di psicologi, psichiatri, infermieri e medici. Queste iniziative condivise non solo migliorano l'ambiente di lavoro ma elevano anche la qualità dell'assistenza al paziente.

Sviluppo di Protocolli di Emergenza

La preparazione e la risposta alle emergenze sanitarie richiedono una stretta collaborazione interprofessionale. Gli infermieri giocano un ruolo fondamentale nella pianificazione e nell'esecuzione di piani di emergenza, lavorando a fianco di medici, amministratori e responsabili della sicurezza. Assicurare che tutti i professionisti siano formati e pronti a rispondere efficacemente in situazioni di crisi può salvare vite e mantenere la continuità delle cure essenziali.

In conclusione, le relazioni interprofessionali nel settore sanitario non sono solo una componente del lavoro quotidiano; sono una spina dorsale che sostiene l'efficacia dell'assistenza sanitaria. Un'effettiva collaborazione tra professionisti sanitari di diverse discipline non solo migliora l'assistenza al paziente ma rafforza l'intero sistema sanitario, rendendolo più resiliente, reattivo e capace di affrontare le sfide del futuro.

Gestione Integrata delle Malattie Croniche

La gestione delle malattie croniche spesso richiede una collaborazione stretta tra diversi professionisti sanitari per coordinare efficacemente il trattamento e monitorare il progresso del paziente. Infermieri, medici, nutrizionisti e fisioterapisti possono collaborare per sviluppare piani di cura personalizzati che considerano tutti gli aspetti della salute del paziente, inclusi dieta, esercizio fisico, monitoraggio dei farmaci e interventi psicologici. Questo approccio team-based non solo aiuta a gestire la malattia in modo più efficace ma migliora anche la qualità della vita del paziente.

Miglioramento della Transizione di Cura

La transizione tra vari livelli di assistenza, come dal ricovero ospedaliero alla cura a casa o in una struttura di assistenza a lungo termine, può essere un periodo critico per i pazienti. La collaborazione interprofessionale in questo contesto è fondamentale per assicurare che le transizioni siano lisce e che non ci siano interruzioni nel piano di cura. Infermieri, medici di base, specialisti e assistenti sociali possono lavorare insieme per garantire che tutte le informazioni necessarie siano comunicate chiaramente e che i pazienti e le famiglie ricevano le indicazioni e il supporto necessario per la cura a casa.

Sviluppo di Centri di Eccellenza

Alcuni ospedali e istituti sanitari creano centri di eccellenza per trattare specifiche condizioni o malattie, richiedendo una collaborazione intensiva tra specialisti di diverse discipline. Questi centri si avvalgono di infermieri, medici, ricercatori e altri professionisti sanitari che lavorano insieme per sviluppare nuovi trattamenti, condurre ricerche e fornire la cura più avanzata disponibile. La collaborazione in tali ambienti non solo spinge l'innovazione medica ma migliora anche gli standard di cura e formazione in aree specialistiche.

Programmi di Prevenzione e Screening

I programmi di prevenzione e screening di malattie rappresentano un altro ambito in cui la collaborazione interprofessionale è vitale. Infermieri, medici, educatori sanitari e tecnici di laboratorio possono collaborare per progettare e implementare programmi di screening che identifichino precocemente le condizioni di salute, prevenendo complicazioni gravi. Questi programmi richiedono una coordinazione attenta per gestire efficacemente la logistica, l'educazione del paziente e il follow-up.

Formazione Simulata Interprofessionale

La formazione simulata offre ai professionisti sanitari l'opportunità di sviluppare le loro competenze collaborative in un ambiente controllato e sicuro. Medici, infermieri, soccorritori e altri specialisti possono partecipare a simulazioni di emergenze mediche o procedure complesse, apprendendo come le dinamiche di team influenzano gli esiti del paziente. Queste esperienze formative non solo migliorano le abilità tecniche individuali ma rafforzano anche la capacità di lavorare efficacemente come parte di un team interdisciplinare.

Supporto alla Ricerca Clinica

Infermieri e altri professionisti sanitari spesso collaborano in studi di ricerca clinica, che possono esplorare tutto, dalle nuove opzioni di trattamento ai modi per migliorare la pratica clinica quotidiana.

Questa collaborazione può includere la condivisione di dati, l'arruolamento di pazienti per studi, la gestione della raccolta di dati clinici e l'analisi dei risultati. Lavorare insieme in tali progetti non solo contribuisce al progresso scientifico ma rafforza anche le relazioni professionali e la comprensione reciproca tra diversi membri del team sanitario.

Progetti di Innovazione Tecnologica

Con l'avvento di nuove tecnologie sanitarie, come app per la gestione della salute, dispositivi indossabili e sistemi di monitoraggio remoto, la collaborazione tra informatici, ingegneri, infermieri e medici diventa essenziale. Questi team multidisciplinari possono collaborare allo sviluppo e all'implementazione di soluzioni tecnologiche che migliorino l'efficacia dell'assistenza sanitaria e l'esperienza del paziente, assicurando che le innovazioni siano pratiche, sicure ed efficaci.

In conclusione, le relazioni interprofessionali nell'ambito sanitario sono fondamentali per affrontare le complessità dell'assistenza moderna. La capacità di collaborare efficacemente con una vasta gamma di professionisti sanitari non solo migliora la cura del paziente ma contribuisce anche a un ambiente sanitario più coeso, innovativo e produttivo. Gli infermieri, al centro di questi sforzi collaborativi, sono spesso i collanti che mantengono unite le équipe interprofessionali, garantendo che ogni paziente riceva la migliore assistenza possibile data la vasta gamma di competenze disponibili.

Concludendo, le relazioni interprofessionali sono fondamentali nella sanità moderna per una serie di motivi cruciali, ciascuno contribuendo a migliorare l'efficacia dell'assistenza sanitaria e a ottimizzare i risultati per i pazienti. Queste collaborazioni consentono ai professionisti sanitari di superare i limiti delle loro singole discipline e di lavorare insieme per fornire un'assistenza complessiva e centrata sul paziente.

1. **Miglioramento della Qualità dell'Assistenza**: La collaborazione tra diverse professioni sanitarie porta a una maggiore attenzione ai dettagli, riduce le possibilità di errori e migliora la sicurezza del paziente. Gli infermieri, interagendo con specialisti di diverse aree, contribuiscono e ricevono conoscenze che ampliano la base di cura disponibile per ogni paziente.

2. **Gestione Olistica dei Pazienti**: La natura multidimensionale delle cure moderne richiede un approccio che consideri tutti gli aspetti del benessere di un paziente. Le collaborazioni interprofessionali facilitano questo approccio olistico, permettendo agli infermieri e agli altri professionisti sanitari di sviluppare piani di trattamento che indirizzino sia le necessità mediche che quelle psicosociali.

3. **Efficienza Operativa**: Collaborare efficacemente riduce i doppioni nelle procedure e migliora l'utilizzo delle risorse, che sono spesso limitate. L'ottimizzazione dei flussi di lavoro e la condivisione delle responsabilità possono anche portare a una riduzione del carico di lavoro e a un minor tasso di burnout tra il personale.

4. **Formazione e Crescita Professionale**: Lavorare in team interprofessionali offre agli infermieri e agli altri professionisti sanitarie l'opportunità di imparare gli uni dagli altri, sviluppando competenze che vanno oltre la loro formazione iniziale. Questo tipo di apprendimento sul campo non solo arricchisce l'esperienza professionale ma contribuisce anche a migliorare le competenze cliniche.

5. **Innovazione attraverso Diverse Prospettive**: La collaborazione interprofessionale spesso genera soluzioni innovative ai problemi comuni. Le diverse prospettive possono portare a nuove idee su come migliorare l'assistenza, implementare nuove tecnologie o sviluppare strategie efficaci per la gestione delle malattie.

6. **Advocacy e Politica Sanitaria**: Gli infermieri, collaborando con professionisti di varie discipline, possono avere una voce più forte e influente nelle politiche sanitarie. Queste coalizioni possono efficacemente promuovere

cambiamenti legislativi che supportano una pratica sanitaria migliore e più equa.

In sintesi, le relazioni interprofessionali non sono solo un complemento alla pratica sanitaria; sono un componente essenziale che impatta profondamente sulla capacità del sistema sanitario di rispondere efficacemente alle esigenze dei pazienti. Gli infermieri, spesso al centro di queste dinamiche, svolgono un ruolo chiave nel facilitare la comunicazione e la collaborazione tra le diverse discipline. Promuovere e sostenere queste relazioni interprofessionali è quindi essenziale per il futuro della sanità, garantendo che tutti i professionisti sanitari possano contribuire al massimo delle loro capacità al benessere dei pazienti e alla sostenibilità dell'intero sistema sanitario.

16. Prevenzione e promozione della salute: ruolo degli infermieri al di fuori dell'ambiente ospedaliero.

Il ruolo degli infermieri nella prevenzione e promozione della salute al di fuori dell'ambiente ospedaliero è fondamentale per migliorare la salute pubblica e ridurre la prevalenza delle malattie nella comunità. Questa branca dell'infermieristica si concentra sull'educare le persone sui comportamenti salutari, prevenire le malattie e gestire le condizioni croniche in modo che non si aggravi. Di seguito, esploriamo varie aree in cui gli infermieri influenzano positivamente la salute al di fuori del contesto ospedaliero.

Educazione Sanitaria

Gli infermieri svolgono un ruolo chiave nell'educazione sanitaria nelle scuole, nelle aziende, nelle cliniche comunitarie e in altri ambienti pubblici. Forniscono informazioni preziose su nutrizione, attività fisica, gestione dello stress e abitudini salutari. Attraverso programmi di educazione sanitaria, gli infermieri aumentano la consapevolezza sui fattori di rischio per le malattie e su come prevenirle, promuovendo stili di vita sani che possono ridurre significativamente il rischio di malattie croniche come diabete, malattie cardiache e obesità.

Programmi di Screening

Partecipando a programmi di screening comunitari, gli infermieri aiutano a identificare precocemente le malattie, aumentando le possibilità di trattamento efficace e di migliori esiti per la salute. Offrono screening per il cancro, ipertensione, colesterolo e diabete, che sono cruciali per prevenire complicazioni gravi. Questi programmi sono spesso organizzati in luoghi facilmente accessibili come centri comunitari, chiese e scuole per raggiungere un pubblico più ampio.

Interventi sul Comportamento

Gli infermieri lavorano attivamente con i pazienti per sviluppare piani di intervento comportamentale personalizzati che aiutino a modificare comportamenti non salutari. Questi piani possono includere strategie per smettere di fumare, ridurre il consumo di alcol, aumentare l'attività fisica o migliorare l'aderenza alla dieta. Gli infermieri seguono i progressi dei pazienti, offrendo supporto e incoraggiamento continuo e adattando i piani di intervento a seconda delle esigenze e delle risposte del paziente.

Gestione delle Malattie Croniche

Fuori dall'ospedale, gli infermieri sono essenziali nella gestione delle malattie croniche, lavorando con i pazienti per monitorare e controllare le loro condizioni, come il diabete o l'ipertensione. Forniscono istruzioni su come utilizzare i farmaci correttamente, monitorare i livelli di glucosio nel sangue e mantenere registrazioni accurate che possono aiutare i medici a regolare i trattamenti. Questo tipo di assistenza continua aiuta a prevenire le ricadute o le complicazioni gravi che possono portare a ricoveri ospedalieri.

Collaborazione con Altre Agenzie

Gli infermieri spesso collaborano con altre agenzie sanitarie e organizzazioni non profit per sviluppare e implementare programmi di salute pubblica. Questa collaborazione può includere campagne di vaccinazione, programmi di salute mentale, iniziative di sicurezza stradale e altro ancora. Lavorando insieme, possono raggiungere un impatto maggiore e più sostenuto sulla salute della comunità.

Risposta alle Emergenze Sanitarie

In caso di emergenze sanitarie pubbliche, come epidemie o disastri naturali, gli infermieri sono spesso tra i primi a rispondere, fornendo cure immediate, vaccinazioni e supporto psicologico. La loro capacità di agire rapidamente e di coordinare con altre risorse sanitarie è vitale per gestire efficacemente le crisi e per minimizzare l'impatto sulla salute della comunità.

Ricerca e Sviluppo di Politiche

Gli infermieri impegnati nella ricerca e nell'elaborazione di politiche sanitarie contribuiscono a plasmare le strategie di prevenzione delle malattie a livello locale e nazionale. Attraverso la loro esperienza pratica, possono fornire dati essenziali e prospettive che aiutano a sviluppare politiche basate su prove concrete e sulle reali esigenze della popolazione.

In conclusione, il ruolo degli infermieri nella prevenzione e promozione della salute al di fuori dell'ambiente ospedaliero è immensamente vasto e variegato. Attraverso la loro formazione, competenza, e dedizione, gli infermieri sono una risorsa insostituibile nella promozione della salute pubblica, influenzando positivamente la vita di individui e comunità intere. La loro capacità di educare, intervenire e sostenere i pazienti oltre i confini tradizionali dell'ospedale è fondamentale per costruire comunità più sane e resilienti.

Sviluppo di Programmi di Salute Ambientale

Gli infermieri svolgono un ruolo cruciale nello sviluppo e nell'attuazione di programmi di salute ambientale, concentrando gli sforzi sulle relazioni tra salute umana e fattori ambientali. Collaborano con enti pubblici e organizzazioni ambientali per affrontare questioni come l'inquinamento dell'aria, la qualità dell'acqua e la sicurezza alimentare, che possono avere impatti diretti sulla salute pubblica. Questo lavoro include la valutazione dei rischi per la salute, la promozione di comportamenti sostenibili e l'educazione della comunità sull'importanza di un ambiente sano.

Partecipazione a Iniziative di Salute Globale

Infermieri che lavorano in contesti globali partecipano a iniziative di salute internazionali, spesso in collaborazione con organizzazioni come l'OMS o Medici Senza Frontiere. Questi professionisti si dedicano a migliorare le condizioni sanitarie in aree sottosviluppate, affrontando sfide come malattie infettive, carenze nutrizionali e accesso limitato alle cure mediche. Il loro lavoro non solo aiuta le popolazioni locali ma contribuisce anche a prevenire la diffusione di malattie a livello globale.

Miglioramento dell'Accesso alle Cure in Aree Remote

Infermieri che lavorano in aree remote o rurali spesso devono trovare soluzioni creative per superare le barriere all'accesso alle cure. Questo può includere l'uso di telemedicina per fornire consulenze a distanza, l'organizzazione di cliniche mobili per raggiungere pazienti isolati e la formazione di operatori sanitari locali. L'obiettivo è garantire che tutti, indipendentemente dalla loro ubicazione geografica, abbiano accesso a cure di qualità e a informazioni sanitarie accurate.

Promozione di Stili di Vita Salutari

Gli infermieri promuovono attivamente stili di vita salutari attraverso programmi di educazione che insegnano l'importanza di una dieta equilibrata, dell'attività fisica regolare e della prevenzione del tabagismo e dell'abuso di alcool. Organizzano eventi comunitari, workshop e campagne di sensibilizzazione che mirano a modificare le abitudini non salutari e a instaurare nuove pratiche benefiche per la salute a lungo termine delle persone.

Supporto alla Salute Mentale

Al di fuori dell'ambiente ospedaliero, gli infermieri svolgono un ruolo vitale nel supportare la salute mentale della comunità. Offrono servizi di consulenza, supporto per disturbi come ansia e depressione e programmi di assistenza per la gestione dello stress. Collaborano con psichiatri e terapisti per garantire un approccio integrato alla salute mentale che consideri sia le cure mediche che il supporto psicosociale.

Facilitazione della Cura Geriatrica

Con l'aumento della popolazione anziana, gli infermieri sono essenziali nel facilitare la cura geriatrica al di fuori degli ospedali. Assistono nella gestione di malattie croniche, nella prevenzione delle cadute, nel supporto alla vita indipendente e nella coordinazione della cura tra vari fornitori di servizi sanitari. Questo aiuta a mantenere gli anziani attivi e in salute più a lungo, riducendo la necessità di ricoveri ospedalieri frequenti.

Leadership in Iniziative di Salute Pubblica

Infermieri spesso assumono ruoli di leadership in iniziative di salute pubblica, guidando campagne di vaccinazione, programmi di screening e interventi di emergenza. La loro capacità di coordinare team interdisciplinari e di comunicare efficacemente con il pubblico e con altre agenzie sanitarie è fondamentale per il successo di queste iniziative.

Ricerca in Pratica Comunitaria

Molti infermieri sono coinvolti nella ricerca focalizzata sulla pratica comunitaria, studiando l'efficacia di diversi approcci alla prevenzione delle malattie e alla promozione della salute. Questa ricerca aiuta a identificare quali programmi sono più efficaci e come possono essere migliorati o adattati per diverse popolazioni o comunità.

Attraverso queste e altre attività, gli infermieri al di fuori dell'ambiente ospedaliero svolgono un ruolo cruciale nel migliorare non solo la salute individuale dei pazienti ma anche la salute pubblica nel suo insieme. La loro capacità di operare in vari contesti, di adattarsi a sfide diverse e di collaborare con altri professionisti e con la comunità rende gli infermieri risorse indispensabili nel campo della sanità pubblica.

Interventi per la Salute Occupazionale

Gli infermieri impegnati nella salute occupazionale giocano un ruolo chiave nell'identificare e mitigare i rischi per la salute nei luoghi di lavoro. Lavorano a stretto contatto con le aziende per sviluppare e implementare politiche e programmi che promuovano ambienti di lavoro sicuri e salubri. Questo include la valutazione dei rischi, la conduzione di screening e esami di salute regolari, e la formazione dei dipendenti su pratiche lavorative sicure e ergonomia. Gli infermieri possono anche intervenire in caso di incidenti sul lavoro, fornendo cure immediate e assistendo nella gestione dei casi per garantire che i lavoratori ricevano l'adeguata assistenza riabilitativa e possano ritornare al lavoro in sicurezza.

Programmi di Assistenza Infermieristica a Domicilio

L'assistenza infermieristica a domicilio è cruciale per pazienti che sono dimessi dall'ospedale ma che richiedono ancora monitoraggio e cure. Gli infermieri visitano questi pazienti nelle loro case, valutando le loro condizioni di salute, amministrando trattamenti, e istruendo sia i pazienti che le famiglie su come gestire la malattia in un ambiente domestico. Questo tipo di assistenza aiuta a prevenire complicazioni o ricoveri ospedalieri ripetuti e supporta la convalescenza e la riabilitazione in un contesto più confortevole e familiare.

Sviluppo di Programmi di Salute Digitale

Con l'avanzamento della tecnologia, molti infermieri sono coinvolti nello sviluppo e nell'implementazione di programmi di salute digitale. Questi programmi possono includere l'uso di app per smartphone per monitorare i parametri vitali, piattaforme online per consultazioni mediche, e sistemi di allerta per anziani o pazienti con condizioni croniche. Gli infermieri non solo forniscono input sulla progettazione di questi strumenti ma sono anche coinvolti nell'educazione dei pazienti sull'uso delle tecnologie e nel monitoraggio dell'efficacia di tali strumenti nella gestione quotidiana della salute.

Collaborazione con Organizzazioni Non Profit

Molti infermieri collaborano con organizzazioni non profit per affrontare problemi di salute pubblica su scala più ampia. Questo può includere la partecipazione a campagne di sensibilizzazione su problemi di salute globale, come HIV/AIDS, tubercolosi, e malaria, o il lavoro in programmi di alimentazione e nutrizione per combattere la fame e la malnutrizione. La collaborazione con queste organizzazioni permette agli infermieri di raggiungere popolazioni vulnerabili che potrebbero altrimenti non avere accesso a servizi sanitari adeguati.

Partecipazione a Iniziative di Salute Urbana

In contesti urbani, gli infermieri possono essere coinvolti in iniziative specifiche volte a migliorare la salute delle popolazioni metropolitane. Questo può includere il lavoro in cliniche urbane per senza tetto, la partecipazione a programmi di vaccinazione di massa, o lo sviluppo di interventi per combattere l'epidemia di obesità. Questi programmi richiedono che gli infermieri non solo forniscano cure dirette ma anche che agiscano come educatori e avvocati per la salute nelle loro comunità.

Sviluppo di Politiche di Salute Pubblica

Alcuni infermieri si dedicano allo sviluppo di politiche di salute pubblica, lavorando con enti governativi o organizzazioni internazionali per formulare politiche che influenzino positivamente la salute su vasta scala. Questi infermieri utilizzano la loro esperienza clinica e la loro comprensione delle necessità della popolazione per contribuire alla creazione di legislazioni che promuovano ambienti salubri, accesso equo alle cure mediche, e prevenzione delle malattie.

Attraverso tutte queste attività, gli infermieri fuori dall'ambiente ospedaliero dimostrano il loro impegno non solo nella cura diretta dei pazienti ma anche nel miglioramento della salute comunitaria e globale. La loro capacità di adattarsi a diverse impostazioni e di rispondere ai bisogni sanitari di varie popolazioni è fondamentale per promuovere una società più sana e resiliente.

Coinvolgimento in Programmi di Salute Materna e Infantile

Infermieri specializzati in salute materna e infantile spesso lavorano al di fuori degli ospedali in cliniche comunitarie o programmi a domicilio, fornendo assistenza essenziale durante e dopo la gravidanza. Questi professionisti educano le future madri su nutrizione, esercizio fisico durante la gravidanza, tecniche di respiro per il travaglio e allattamento. Offrono supporto continuativo attraverso visite a domicilio dopo la nascita per monitorare la salute del neonato e della madre, insegnando tecniche di cura del bambino e supportando le madri nel riconoscere e gestire i sintomi postpartum come la depressione.

Supporto alla Riduzione del Danno

Gli infermieri che lavorano in programmi di riduzione del danno forniscono servizi essenziali a individui che fanno uso di sostanze. Questo può includere la distribuzione di materiale sterile per l'iniezione, test per le malattie trasmissibili e l'amministrazione di trattamenti come la naloxone per prevenire le overdose. Questi programmi spesso operano al di fuori dei contesti tradizionali di cura e richiedono che gli infermieri lavorino in ambienti comunitari o di strada, dove possono interagire direttamente con le popolazioni a rischio, offrendo un accesso senza barriere ai servizi sanitari essenziali.

Educazione per la Prevenzione delle Malattie Croniche

Gli infermieri svolgono un ruolo fondamentale nell'educare il pubblico sulle malattie croniche, come diabete, ipertensione e malattie cardiache. Conducono workshop e seminari in ambienti comunitari, insegnando strategie per il monitoraggio della salute, la modifica della dieta e l'importanza dell'esercizio fisico. Lavorano anche uno a uno con i pazienti per sviluppare piani di gestione personalizzati che promuovano stili di vita sani e prevengano complicazioni future.

Interventi di Salute Mentale Comunitaria

Infermieri specializzati in salute mentale lavorano in centri di salute comunitari, scuole e altri ambienti non ospedalieri, fornendo valutazioni, consulenze e gestione del trattamento per persone con disturbi mentali o problemi emotivi. Questi infermieri possono anche facilitare gruppi di supporto, condurre programmi di terapia occupazionale e collaborare con famiglie e altri caregiver per creare un ambiente di supporto che promuova la guarigione e la stabilità emotiva.

Partecipazione a Campagne di Salute Pubblica

Gli infermieri sono spesso in prima linea nelle campagne di salute pubblica che mirano a prevenire la diffusione di malattie infettive. Questo include campagne di vaccinazione su larga scala, educazione pubblica su misure preventive come il lavaggio delle mani e l'uso di mascherine, e monitoraggio delle malattie durante epidemie. Il loro lavoro diretto con la comunità è vitale per informare il pubblico e contenere la diffusione di malattie.

Sviluppo di Politiche di Salute Pubblica

Alcuni infermieri si concentrano sulla politica di salute pubblica, lavorando con enti governativi o organizzazioni non governative per sviluppare, valutare e implementare politiche che influenzino direttamente la salute comunitaria. Questo può includere l'elaborazione di politiche su questioni ambientali, la regolamentazione di alimenti e droghe, e lo sviluppo di programmi sanitari che promuovano equità e accessibilità nelle cure mediche per tutte le popolazioni.

Ricerca sul Campo

Infermieri coinvolti nella ricerca sul campo contribuiscono a importanti studi epidemiologici che possono informare le pratiche di salute pubblica e la preparazione alle emergenze sanitarie. Lavorando in aree sottoservite o durante crisi sanitarie, raccolgono dati vitali che possono aiutare a comprendere meglio come prevenire e rispondere a future minacce sanitarie.

Attraverso queste attività estese, gli infermieri dimostrano un impegno continuo nel migliorare non solo la salute dei singoli pazienti ma anche quella delle comunità più ampie. Il loro lavoro al di fuori degli ambienti ospedalieri è fondamentale per costruire sistemi di salute pubblica forti, reattivi e inclusivi, dimostrando la vasta portata e l'importanza critica della professione infermieristica nella salute globale.

Concludendo, il ruolo degli infermieri nella prevenzione e promozione della salute al di fuori degli ambienti ospedalieri è indispensabile per garantire una sanità pubblica efficace e resiliente. Attraverso un'ampia gamma di attività che vanno dall'educazione sanitaria diretta alla partecipazione in politiche di salute pubblica, gli infermieri influenzano profondamente la salute delle comunità globali.

1. **Educazione e Promozione della Salute:** Gli infermieri forniscono educazione essenziale su una vasta gamma di argomenti sanitari, comprese le pratiche preventive, la gestione delle malattie croniche, e i comportamenti salutari. Questo impegno diretto nell'educazione del pubblico aumenta la consapevolezza e promuove stili di vita più sani, riducendo la prevalenza di malattie croniche e migliorando la qualità della vita generale.

2. **Programmi di Screening e Interventi Preventivi:** Partecipando attivamente a programmi di screening comunitari e altre iniziative preventive, gli infermieri aiutano a rilevare precocemente le malattie, migliorando significativamente le possibilità di trattamenti efficaci e di gestione delle condizioni sanitarie a

lungo termine. Questi programmi sono cruciali per ridurre i costi sanitari globali e per evitare l'escalation delle cure mediche necessarie.

3. **Gestione delle Malattie Croniche:** Fuori dall'ambiente ospedaliero, gli infermieri giocano un ruolo critico nella gestione delle malattie croniche, aiutando i pazienti a navigare complessi regimi di cura e promuovendo l'aderenza ai trattamenti prescritti. Questo approccio proattivo previene le complicazioni e migliora significativamente gli esiti per il paziente.

4. **Collaborazione con Altri Servizi Sanitari:** L'abilità degli infermieri di collaborare con una varietà di professionisti sanitari e sociali garantisce un approccio olistico alla cura del paziente che considera tutti gli aspetti della salute e del benessere. Questa collaborazione interdisciplinare è fondamentale per affrontare le complesse esigenze sanitarie delle comunità.

5. **Risposta alle Emergenze Sanitarie:** Gli infermieri sono spesso in prima linea in risposta a emergenze sanitarie pubbliche, come epidemie o disastri naturali. La loro capacità di agire rapidamente e di coordinare le cure di emergenza è vitale per gestire efficacemente tali crisi e per minimizzare l'impatto sulla salute pubblica.

6. **Advocacy e Sviluppo di Politiche:** Gli infermieri non solo forniscono cure dirette, ma

sono anche attivamente coinvolti nell'advocacy e nello sviluppo di politiche che promuovano ambienti salutari e accesso equo alle cure mediche. La loro voce è essenziale nell'informare le decisioni politiche che influenzano la salute pubblica a livello locale, nazionale e globale.

7. **Ricerca e Innovazione:** Attraverso la ricerca, gli infermieri contribuiscono a migliorare le conoscenze scientifiche riguardanti la prevenzione delle malattie, le strategie di intervento e le tecnologie di cura. Questa ricerca è fondamentale per guidare l'innovazione nella pratica clinica e per informare le pratiche basate sull'evidenza.

In conclusione, gli infermieri giocano un ruolo cruciale nell'estendere la portata della cura sanitaria oltre le mura degli ospedali, influenzando direttamente la salute e il benessere delle popolazioni a livello mondiale. La loro competenza, dedizione e compassione sono risorse inestimabili nella promozione della salute pubblica, nella prevenzione delle malattie, e nella creazione di comunità più sane e resilienti. Questo impegno non solo migliora la salute individuale dei pazienti ma rafforza anche la capacità collettiva di affrontare le sfide sanitarie future in modi proattivi e informati.

17. Infermieristica pediatrica e geriatrica: specificità e sfide.

L'infermieristica pediatrica e geriatrica rappresentano due aree specializzate che affrontano le esigenze uniche di gruppi di pazienti molto diversi tra loro: i bambini e gli anziani. Entrambe le specializzazioni richiedono competenze, conoscenze e approcci specifici, riflettendo le differenti sfide associate a queste fasce di età.

Infermieristica Pediatrica

L'infermieristica pediatrica si concentra sulla cura dei bambini, dalla nascita all'adolescenza. Questi infermieri devono avere una profonda comprensione dello sviluppo fisico e psicologico dei bambini e delle malattie infantili specifiche.

Specificità:

- **Comunicazione**: Gli infermieri pediatrici devono essere in grado di comunicare efficacemente con i bambini a vari livelli di sviluppo, nonché con i loro genitori o tutori, spesso in momenti di grande stress o ansia.

- **Interventi Adattati**: Le tecniche mediche e le dosi di farmaci devono essere adattate alle dimensioni e alle condizioni fisiologiche dei bambini, che cambiano rapidamente man mano che crescono.

Sfide:

- **Gestione del Dolore**: I bambini possono avere difficoltà a esprimere il loro dolore, quindi gli infermieri devono utilizzare strumenti di valutazione del dolore specifici per l'età e tecniche di gestione del dolore che siano appropriate per i giovani pazienti.

- **Sviluppo Emotivo**: Supportare lo sviluppo emotivo dei bambini attraverso interventi sanitari, spesso invasivi o dolorosi, richiede una grande sensibilità e la capacità di tranquillizzare sia il paziente che la famiglia.

Infermieristica Geriatrica

L'infermieristica geriatrica si concentra sulla cura degli anziani, lavorando spesso con pazienti che hanno multiple patologie croniche e che possono essere in fase di declino cognitivo e fisico.

Specificità:

- **Polipatologia**: Gli anziani spesso soffrono di diverse malattie croniche che devono essere gestite contemporaneamente. L'infermiere deve coordinare trattamenti complessi e spesso contraddittori prescritti da diversi specialisti.

- **Cura Olistica**: La cura degli anziani richiede un approccio olistico che consideri non solo le esigenze mediche ma anche le necessità sociali, emotive e psicologiche.

Sfide:

- **Fragilità e Cadute**: Gli anziani sono particolarmente a rischio di cadute a causa della debolezza muscolare, problemi di equilibrio o effetti collaterali dei farmaci. Gli infermieri devono implementare strategie preventive e gestire le complicazioni derivanti da eventuali cadute.

- **Demenza e Cura**: La gestione dei pazienti con demenza presenta sfide uniche, inclusa la difficoltà nel comunicare efficacemente e nel gestire comportamenti che possono essere difficili o pericolosi. Gli infermieri devono essere adeguatamente formati per gestire questi aspetti delicatamente e con pazienza.

Formazione e Competenze

Entrambe le specializzazioni richiedono formazione specifica oltre la qualifica base di infermiere:

- **Formazione Continua**: Sia gli infermieri pediatrici che quelli geriatrici devono partecipare regolarmente a corsi di aggiornamento per rimanere al passo con le ultime ricerche e le migliori pratiche nel loro campo specifico.

- **Certificazioni Specialistiche**: Esistono certificazioni professionali specifiche che possono dimostrare un elevato livello di competenza in infermieristica pediatrica o geriatrica, contribuendo al riconoscimento professionale e alla carriera dell'infermiere.

In conclusione, l'infermieristica pediatrica e geriatrica sono due campi altamente specializzati che richiedono non solo abilità tecniche specifiche ma anche una profonda comprensione delle esigenze psicologiche e sociali dei loro pazienti. Affrontando le sfide uniche associate a queste fasce di età, gli infermieri in questi campi svolgono un ruolo cruciale nel fornire cure compassionevoli e appropriate, migliorando la qualità della vita dei loro pazienti.

Approcci Etici Personalizzati

Gli infermieri pediatrici e geriatrici affrontano questioni etiche complesse che richiedono sensibilità e discrezione. I bambini e gli anziani spesso non possono esprimere autonomamente il loro consenso informato a causa di limitazioni legate all'età, alla maturità o al declino cognitivo. Questo pone l'infermiere nella posizione di dover bilanciare le esigenze e i desideri del paziente con quelli espressi dai familiari o dai rappresentanti legali.

Strategie di Coinvolgimento Familiare

Il coinvolgimento della famiglia è particolarmente critico sia in pediatria che in geriatria. Gli infermieri lavorano per assicurare che le famiglie siano ben informate e coinvolte nelle decisioni di cura. Questo può includere l'istruzione su come gestire la cura a casa o la partecipazione a sessioni di terapia familiare, dove

gli infermieri aiutano a navigare le dinamiche familiari
che possono influenzare il benessere del paziente.

Gestione del Dolore e del Comfort

Il controllo del dolore è un'altra area che richiede
un'attenzione speciale. Nei bambini, gli infermieri
devono essere in grado di riconoscere i segnali non
verbali di disagio e dolore, mentre negli anziani, il
dolore cronico può essere una presenza costante che
richiede un'attenta gestione per migliorare la qualità
della vita. Gli infermieri utilizzano una gamma di
strategie farmacologiche e non farmacologiche per
gestire il dolore in modo efficace e compassionevole.

Prevenzione e Gestione delle Malattie

La prevenzione delle malattie è fondamentale in
entrambi i campi. Gli infermieri pediatrici partecipano
attivamente ai programmi di vaccinazione e
promuovono pratiche salutari per prevenire
l'insorgenza di malattie infettive. Analogamente, gli
infermieri geriatrici si concentrano sulla prevenzione
delle complicazioni associate a malattie croniche come
il diabete e l'ipertensione, educando i pazienti
sull'importanza dell'aderenza al trattamento e sul
monitoraggio regolare della salute.

Supporto Nutrizionale

La nutrizione gioca un ruolo critico a tutte le età, ma le
esigenze specifiche cambiano notevolmente da
bambini a anziani. Gli infermieri pediatrici devono
assicurarsi che i bambini ricevano un'alimentazione

che supporti la loro crescita e sviluppo rapidi. Per gli anziani, la gestione della nutrizione può aiutare a combattere la malnutrizione e la debolezza muscolare, problemi comuni nella popolazione anziana.

Uso della Tecnologia nella Cura

L'impiego di tecnologie assistive è in crescita sia in pediatria che in geriatria. Gli infermieri utilizzano dispositivi tecnologici per monitorare costantemente la salute del paziente, gestire la terapia medica, e in alcuni casi, utilizzare giochi e app per migliorare le abilità cognitive e fisiche dei bambini. Per gli anziani, la tecnologia può includere sistemi di allerta medica e dispositivi che assistono nella gestione quotidiana della loro salute e mobilità.

Ricerca e Sviluppo

Gli infermieri sia in pediatria che in geriatria sono spesso coinvolti nella ricerca clinica che cerca di avanzare la comprensione e il trattamento delle condizioni che colpiscono specificamente queste popolazioni. Contribuiscono con la loro esperienza pratica alla progettazione di studi clinici e all'interpretazione dei risultati, assicurando che le innovazioni nel trattamento siano sia efficaci che pratiche.

Attraverso queste attività, gli infermieri pediatrici e geriatrici non solo affrontano le sfide quotidiane della cura dei loro pazienti ma contribuiscono anche significativamente alla progressione delle conoscenze e delle pratiche in campo sanitario. Questo impegno continuo alla cura, all'educazione, e alla ricerca sottolinea l'importanza e la complessità dei loro ruoli specializzati, che sono vitali per supportare le esigenze in continua evoluzione di bambini e anziani in una società che invecchia e cambia rapidamente.

Sviluppo di Programmi di Intervento Precoce

In pediatria, gli infermieri sono spesso coinvolti nello sviluppo e nell'implementazione di programmi di intervento precoce che mirano a identificare e trattare disturbi dello sviluppo e del comportamento nei bambini il prima possibile. Lavorano a stretto contatto con pediatri, terapisti occupazionali e psicologi per creare piani di cura che supportino lo sviluppo ottimale del bambino. Questi programmi richiedono un monitoraggio regolare e adeguamenti frequenti per rispondere alle mutevoli esigenze dei bambini mentre crescono e si sviluppano.

Promozione dell'Autonomia degli Anziani

Gli infermieri geriatrici pongono una forte enfasi sulla promozione dell'autonomia e del mantenimento dell'indipendenza degli anziani. Implementano strategie di cura che incoraggiano gli anziani a partecipare attivamente alle decisioni relative alla loro salute e alle attività quotidiane. Questo include l'educazione sui modi per gestire in modo sicuro le condizioni croniche, l'uso di tecnologie assistive e il supporto per un ambiente domestico sicuro che faciliti l'indipendenza.

Gestione della Transizione per Adolescenti con Condizioni Croniche

Gli infermieri pediatrici affrontano la sfida unica di assistere gli adolescenti con condizioni croniche nella transizione verso la cura sanitaria per adulti. Questo processo richiede una pianificazione attenta per assicurare che questi giovani non solo comprendano la loro condizione e sappiano come gestirla autonomamente, ma anche che ricevano un supporto continuo durante il passaggio a un nuovo team di cura. Gli infermieri organizzano incontri tra i pazienti adolescenti e i loro nuovi fornitori di cura e monitorano la transizione per assicurarsi che sia fluida e che le cure siano continue e coerenti.

Sostegno alle Famiglie

La cura dei bambini e degli anziani spesso si estende ben oltre il paziente stesso, coinvolgendo le famiglie in maniera significativa. Gli infermieri forniscono un sostegno essenziale alle famiglie, educandole su come gestire le condizioni di salute, affrontare i cambiamenti nel comportamento e nel fisico, e come accedere ai servizi di supporto disponibili. Questo lavoro non solo migliora l'efficacia della cura fornita ma rafforza anche la rete di supporto intorno al paziente, che è cruciale per il benessere a lungo termine.

Prevenzione delle Infezioni

Sia in pediatria che in geriatria, la prevenzione delle infezioni è una priorità data la vulnerabilità di questi gruppi di età a malattie gravi. Gli infermieri implementano rigorosi protocolli di controllo delle infezioni, conducono programmi di vaccinazione e educano i pazienti e le famiglie sulle pratiche di igiene per ridurre il rischio di infezioni. La loro vigilanza e dedizione in queste aree sono vitali per mantenere i pazienti sicuri da complicazioni potenzialmente pericolose per la vita.

Supporto Emotivo e Psicologico

Gli infermieri in entrambi i campi forniscono supporto emotivo e psicologico non solo ai loro pazienti ma anche alle famiglie. Riconoscono e affrontano l'impatto emotivo della malattia cronica, della disabilità e dell'invecchiamento, offrendo consulenza, terapie di supporto e collegamenti con risorse comunitarie che possono aiutare pazienti e famiglie a gestire lo stress, l'ansia e la depressione che possono accompagnare queste sfide.

Ricerca Continua

Gli infermieri pediatrici e geriatrici contribuiscono alla base di conoscenze scientifiche attraverso la ricerca continua. Studiano l'efficacia degli interventi, esplorano nuove terapie e sviluppano migliori approcci di cura basati sull'evidenza. La loro ricerca aiuta a spostare i confini di ciò che è possibile nel trattamento e nella cura, migliorando continuamente gli standard di assistenza per queste popolazioni vulnerabili.

In ogni aspetto del loro lavoro, gli infermieri pediatrici e geriatrici dimostrano un impegno instancabile per il benessere dei loro pazienti. Attraverso un'attenzione scrupolosa ai bisogni unici dei loro pazienti, un forte supporto alle famiglie e un impegno per l'educazione e la ricerca, essi rappresentano pilastri fondamentali nel fornire cure di qualità a bambini e anziani, affrontando con successo le sfide complesse presentate da questi settori specializzati della cura sanitaria.

Adattamento degli Ambienti di Cura

La creazione di ambienti di cura che supportano specificamente le esigenze dei bambini e degli anziani è un altro compito critico per gli infermieri pediatrici e geriatrici. In pediatria, gli spazi sono spesso progettati per essere visivamente stimolanti e rassicuranti, con decorazioni allegre e accesso a giochi e attività che possono ridurre lo stress e l'ansia del bambino durante il trattamento. Per la geriatria, gli ambienti di cura sono modificati per garantire la sicurezza e l'accessibilità, con barre di sostegno, pavimenti antiscivolo e letti regolabili per prevenire cadute e facilitare la mobilità.

Coinvolgimento in Cure Palliative e di Fine Vita

Gli infermieri che lavorano con bambini affetti da malattie terminali o con anziani in fase di fine vita forniscono cure palliative che enfatizzano il comfort e la qualità della vita. Questi professionisti devono navigare discussioni emotivamente cariche e aiutare a gestire il dolore e altri sintomi in modo compassionevole. Forniscono anche sostegno emotivo e psicologico ai familiari, aiutandoli a comprendere e gestire il processo di fine vita.

Uso di Tecnologie Assistive

L'uso di tecnologie assistive gioca un ruolo significativo nella pratica infermieristica sia pediatrica che geriatrica. Gli infermieri utilizzano dispositivi come monitor per il respiro per neonati o sistemi di allerta personali per anziani, che aiutano a monitorare costantemente lo stato di salute dei pazienti e a prevenire emergenze. Questi strumenti permettono agli infermieri di fornire risposte immediate e precise, cruciali per queste fasce di età vulnerabili.

Formazione e Mentoring

Gli infermieri esperti in pediatria e geriatria spesso assumono ruoli di mentori e formatori per nuovi infermieri e studenti, trasmettendo le competenze specialistiche necessarie per lavorare con efficacia con questi gruppi di pazienti. La formazione copre una vasta gamma di competenze, dalla gestione tecnica delle cure pediatriche all'empatia e alle tecniche di comunicazione richieste nella cura degli anziani con demenza o altre complicazioni cognitive.

Gestione dei Programmi di Vaccinazione

In pediatria, gli infermieri giocano un ruolo cruciale nei programmi di vaccinazione, garantendo che i bambini ricevano le immunizzazioni necessarie per prevenire malattie infettive gravi. Nella cura geriatrica, gli infermieri assicurano che gli anziani ricevano vaccinazioni annuali come l'antinfluenzale e il pneumococco, fondamentali per proteggere la loro salute in una fase di maggiore vulnerabilità.

Supporto per la Gestione del Dolore Cronico

Sia i bambini con condizioni croniche che gli anziani con malattie degenerative spesso sperimentano dolore cronico, che può essere una sfida significativa. Gli infermieri sviluppano piani di gestione del dolore che possono includere farmaci, terapie fisiche e strategie non farmacologiche come la terapia cognitivo-comportamentale, il counseling o le tecniche di rilassamento, fornendo così un sollievo dal dolore personalizzato e adatto all'età.

Ricerca sui Bisogni Specifici di Età

Gli infermieri in queste specialità contribuiscono alla ricerca clinica che esplora le peculiarità dei trattamenti efficaci per bambini e anziani. La ricerca può focalizzarsi su tutto, dalla farmacocinetica—come i farmaci influenzano corpi in crescita o invecchiati—alle migliori pratiche per la comunicazione con pazienti che possono avere limitate capacità di espressione verbale o cognitiva.

Attraverso queste molteplici attività e responsabilità, gli infermieri pediatrici e geriatrici mostrano un impegno profondo e continuo non solo verso i loro pazienti ma verso il miglioramento continuo delle pratiche di cura. Il loro lavoro influisce significativamente sulla qualità della vita dei pazienti e delle loro famiglie, affrontando con competenza e cura le sfide poste da entrambi gli estremi dello spettro di età.

Concludendo, l'infermieristica pediatrica e geriatrica richiede competenze specializzate, sensibilità e una dedizione approfondita per rispondere efficacemente alle esigenze distinte dei loro rispettivi gruppi di pazienti. Queste specializzazioni, sebbene diverse nei loro focus di età, condividono l'obiettivo comune di fornire cure compassionate e basate sull'evidenza, garantendo che i pazienti ricevano il supporto adeguato durante tutte le fasi della loro vita.

1. **Formazione Specifica e Competenza**: Gli infermieri pediatrici e geriatrici devono possedere una conoscenza profonda delle condizioni mediche che colpiscono i loro pazienti. Essi ricevono una formazione specializzata che li abilita a interpretare accuratamente i segni clinici e i sintomi, adattare le terapie e le interazioni in base all'età e alle capacità cognitive dei pazienti, e gestire le complesse esigenze di cura che spesso accompagnano i bambini e gli anziani.

2. **Approccio Empatico e Olistico**: Oltre alla gestione medica, gli infermieri in queste aree sono altamente qualificati nell'offrire un approccio empatico e olistico che considera gli aspetti psicologici, sociali e ambientali che

influenzano la salute del paziente. Essi sono addestrati per supportare il benessere emotivo e sociale dei pazienti e delle loro famiglie, fornendo educazione, consulenza e guida durante i periodi di stress e cambiamento.

3. **Gestione del Dolore e del Comfort**: La gestione del dolore e del comfort è un elemento cruciale dell'infermieristica pediatrica e geriatrica, con strategie che vanno dalla farmacologia alla terapia fisica e supporto psicologico. Gli infermieri utilizzano un'ampia gamma di tecniche per alleviare il dolore e migliorare la qualità della vita, personalizzando gli approcci in base alle necessità individuali del paziente.

4. **Collaborazione e Coordinamento Interprofessionale**: Questi infermieri spesso fungono da coordinatori nel team di cura, collaborando strettamente con medici, specialisti, terapisti e altri professionisti sanitari per sviluppare e implementare piani di cura comprensivi. La loro capacità di lavorare efficacemente all'interno di team multidisciplinari è essenziale per fornire una cura coerente e continuativa.

5. **Advocacy e Sviluppo di Politiche**: Gli infermieri pediatrici e geriatrici sono anche advocator potenti per i loro pazienti, promuovendo politiche e pratiche che sostengano

i diritti e il benessere dei bambini e degli anziani.
Essi partecipano attivamente all'elaborazione e
revisione delle politiche sanitarie, assicurando
che le esigenze dei più giovani e dei più anziani
siano adeguatamente rappresentate e supportate.

6. **Ricerca e Innovazione Continua**: Il
   contributo alla ricerca clinica è un altro pilastro
   dell'infermieristica pediatrica e geriatrica, con
   infermieri che partecipano a studi che esplorano
   nuove terapie, migliorano le pratiche di cura e
   aumentano la comprensione delle dinamiche di
   malattia specifiche per età. Questa ricerca aiuta a
   guidare l'innovazione e assicura che le pratiche
   infermieristiche rimangano all'avanguardia e
   basate sull'evidenza.

In sintesi, gli infermieri pediatrici e geriatrici giocano
ruoli fondamentali nel sistema sanitario, affrontando
con abilità le sfide uniche che accompagnano la cura
dei loro pazienti. Il loro impegno va oltre la mera
somministrazione di trattamenti, abbracciando un
approccio complessivo che mira a migliorare
significativamente la salute e il benessere dei bambini e
degli anziani. Con la loro competenza, dedizione e
passione, gli infermieri in queste specializzazioni
migliorano la qualità della vita dei loro pazienti e
sostengono le famiglie durante le fasi critiche della vita.

18. Diversità e inclusione in infermieristica: affrontare
le esigenze di una popolazione eterogenea.

La diversità e l'inclusione nell'infermieristica sono
fondamentali per garantire che tutti i pazienti ricevano
cure di alta qualità e culturalmente appropriate. Con
una popolazione sempre più eterogenea, gli infermieri
devono essere preparati a incontrare e comprendere le
varie esigenze culturali, linguistiche, religiose, etniche,
sessuali e di genere dei loro pazienti. Di seguito,
esploro le principali aree e strategie attraverso cui
l'infermieristica può rispondere efficacemente alla
diversità e promuovere l'inclusione.

Formazione Culturale

La formazione culturale è uno degli aspetti chiave per
gli infermieri per affrontare efficacemente la diversità
dei pazienti. Questa formazione include lo sviluppo di
competenze culturali che vanno oltre la semplice
tolleranza delle differenze, per abbracciare una
profonda comprensione e rispetto per le varie
prospettive culturali. Gli infermieri vengono formati su
come le pratiche culturali influenzano la salute e le
decisioni sanitarie, e su come adattare le loro pratiche
di cura per rispettare queste differenze.

Comunicazione Efficace

La comunicazione è fondamentale in ogni pratica di
cura. Per gli infermieri, essere in grado di comunicare
efficacemente con i pazienti che potrebbero non

parlare la stessa lingua o che usano modalità di comunicazione non verbali è essenziale. L'utilizzo di interpreti medici professionali, materiale informativo multilingue e formazione in tecniche di comunicazione non verbale sono tutti strumenti importanti per migliorare l'interazione con pazienti di diverse origini linguistiche e culturali.

Pratica Inclusiva

L'inclusione va oltre il trattare tutti allo stesso modo; implica personalizzare l'assistenza per rispondere alle esigenze specifiche di ciascun individuo. Gli infermieri devono essere attenti alle varie dimensioni dell'identità dei pazienti, inclusi sesso, orientamento sessuale, identità di genere, età, disabilità e status socioeconomico. La creazione di ambienti di cura che siano accoglienti e rispettosi per tutti assicura che ciascun paziente si senta valorizzato e capito.

Advocacy per l'Equità nella Salute

Gli infermieri svolgono un ruolo cruciale nell'advocacy per l'equità nella salute, affrontando le disparità di salute che colpiscono in modo sproporzionato le comunità marginalizzate. Lavorano per identificare e eliminare le barriere all'accesso alle cure, promuovendo politiche e pratiche che supportino una maggiore equità. Questo può includere l'impegno in iniziative politiche, la collaborazione con organizzazioni comunitarie e la conduzione di ricerche su disparità di salute e determinanti sociali.

Sensibilità alle Questioni di Genere

L'approccio alle questioni di genere richiede un'attenzione particolare, specialmente in aree come la salute riproduttiva, la violenza basata sul genere e la discriminazione. Gli infermieri sono spesso in prima linea nel fornire un'assistenza che rispetti i diritti e le esigenze specifiche dei pazienti di tutti i generi, compresi quelli che non si conformano alle norme di genere tradizionali.

Ricerca e Educazione Continua

La continua evoluzione delle conoscenze e delle competenze relative alla diversità e all'inclusione è essenziale per gli infermieri. Partecipando a workshop, conferenze e altri moduli educativi, possono rimanere aggiornati sulle migliori pratiche e sulle ultime ricerche. Inoltre, gli infermieri contribuiscono alla base di conoscenze tramite la ricerca, esplorando come i diversi aspetti della diversità influenzano la salute e i risultati delle cure.

Supporto ai Colleghi

Creare una cultura di lavoro inclusiva e supportiva tra i professionisti sanitari è altrettanto importante quanto fornire cure inclusive ai pazienti. Gli infermieri possono sostenersi a vicenda attraverso la condivisione di risorse, il supporto reciproco nei momenti di sfida e la celebrazione delle diverse prospettive che ciascuno porta nel team.

In sintesi, affrontare le esigenze di una popolazione eterogenea richiede che gli infermieri incorporino principi di diversità e inclusione in tutte le aree della loro pratica. Questo non solo migliora la qualità dell'assistenza fornita ma promuove anche un ambiente sanitario più giusto e equo per tutti i pazienti.

Sviluppo di Politiche Inclusive

Gli infermieri, spesso coinvolti nell'elaborazione e implementazione di politiche sanitarie, hanno l'opportunità di influenzare attivamente lo sviluppo di politiche inclusive che tengano conto delle necessità di diverse popolazioni. Questo può includere l'adozione di linee guida che standardizzino le pratiche di valutazione del dolore e di cura che sono sensibili alle varie esigenze culturali, di genere e religiose. Lavorando in comitati o consigli, possono proporre modifiche basate su dati di ricerca che dimostrino migliori esiti di salute attraverso approcci più inclusivi.

Integrazione della Tecnologia per Migliorare l'Accesso

L'utilizzo della tecnologia in ambito sanitario offre notevoli opportunità per migliorare l'accesso e la personalizzazione delle cure. Gli infermieri possono sfruttare strumenti come la telemedicina per raggiungere pazienti in aree remote o sottoservite, offrendo consulenze, monitoraggio e supporto a distanza. Inoltre, l'uso di app e piattaforme digitali che supportano più lingue e che sono progettate con un'interfaccia utente intuitiva può aiutare a superare le barriere linguistiche e tecnologiche.

Formazione su Bias Impliciti

La formazione sugli implicit bias è essenziale per gli infermieri per riconoscere e mitigare i pregiudizi inconsci che possono influenzare la qualità delle cure fornite. Workshop e corsi di formazione possono aiutare il personale sanitario a identificare i propri pregiudizi e a imparare strategie per assicurare un trattamento equo e imparziale a tutti i pazienti, indipendentemente dal loro background.

Partecipazione a Reti di Supporto Professionale

Unirsi a reti professionali che si concentrano sulla diversità e l'inclusione può fornire agli infermieri risorse, supporto e opportunità di networking che potenziano il loro sviluppo professionale. Queste reti possono offrire accesso a mentorship, borse di studio, conferenze e altre opportunità educative che enfatizzano l'importanza delle competenze culturali e della cura inclusiva.

Collaborazione con Comunità Multiculturali

Collaborare direttamente con le comunità serve a costruire fiducia e a comprendere meglio le esigenze specifiche di gruppi diversi. Gli infermieri possono partecipare a eventi comunitari, gruppi di ascolto e iniziative di salute pubblica che li mettono in contatto diretto con le persone che servono. Questa esposizione diretta è inestimabile per sviluppare programmi di salute che siano veramente efficaci e rispettosi delle diversità culturali presenti nella comunità.

Valutazione e Miglioramento Continuo delle Pratiche di Cura

L'autovalutazione e il feedback sono cruciali per migliorare continuamente le pratiche di cura in relazione alla diversità e all'inclusione. Gli infermieri possono raccogliere feedback dai pazienti riguardo la loro esperienza di cura e utilizzare queste informazioni per fare aggiustamenti che migliorino l'accessibilità e l'efficacia delle cure. La revisione periodica delle pratiche di cura attraverso un prisma di inclusione può aiutare a identificare e colmare le lacune nelle cure fornite a pazienti di diversi background.

Educazione e Risorse per i Pazienti

Fornire ai pazienti risorse educative che rispecchiano la loro diversità linguistica e culturale è fondamentale. Gli infermieri possono curare la creazione o la traduzione di materiali informativi in diverse lingue, assicurare che le illustrazioni e i contenuti riflettano la diversità, e utilizzare media accessibili per educare i pazienti su questioni di salute, prevenzione delle malattie, e gestione delle condizioni croniche.

Incorporando queste strategie nel loro lavoro quotidiano, gli infermieri non solo migliorano l'assistenza ai pazienti ma contribuiscono anche a un

sistema sanitario più giusto ed equo. La continua
dedizione alla diversità

Sviluppo di Programmi di Mentorship Culturale

L'integrazione di programmi di mentorship che
enfatizzano la diversità culturale può arricchire
significativamente la professione infermieristica.
Questi programmi accoppiano infermieri esperti di
diverse origini culturali con nuovi infermieri o
studenti, permettendo uno scambio di conoscenze e
esperienze che arricchiscono sia il mentor che il
mentee. Attraverso queste relazioni, i nuovi infermieri
possono acquisire una comprensione più profonda
delle sfumature culturali nel dare e ricevere assistenza
sanitaria.

Integrazione di Moduli di Etica Multiculturale

Incorporare l'etica multiculturale nei curricula di
formazione infermieristica e nei programmi di
educazione continua è essenziale. Gli infermieri
dovrebbero essere formati su come le decisioni etiche
possono variare in contesti culturali diversi e come
navigare in situazioni complesse dove i valori culturali
del paziente potrebbero essere in conflitto con le
pratiche mediche standard o con le proprie convinzioni
personali.

Uso di Tecnologie per Personalizzare la Cura

L'adozione di tecnologie avanzate può aiutare gli
infermieri a personalizzare le cure in base alle esigenze

culturali e linguistiche dei pazienti. Per esempio, sistemi di registro elettronici con opzioni multilingue e algoritmi che considerano variabili culturali possono migliorare l'accuratezza delle diagnosi e l'efficacia delle cure. Inoltre, l'uso di app di traduzione e di interfaccia assistiva può facilitare la comunicazione con pazienti che non parlano la lingua locale.

Approcci Basati sulla Comunità

Gli infermieri possono lavorare direttamente con le comunità per sviluppare e implementare programmi sanitari che rispettino e incorporino le pratiche culturali locali. Collaborando con leader comunitari e residenti, gli infermieri possono garantire che i programmi di salute pubblica e le iniziative di prevenzione siano più efficaci e meglio accettati dalla popolazione locale. Questo approccio non solo migliora i risultati sanitari, ma rafforza anche la fiducia e il rispetto tra gli infermieri e le comunità servite.

Strategie per Combattere la Discriminazione

Formare gli infermieri su come identificare e combattere attivamente la discriminazione nei contesti sanitari è cruciale. Ciò include il riconoscimento di comportamenti o politiche discriminatorie nei confronti di pazienti o colleghi, e la promozione di un ambiente inclusivo e rispettoso. Gli infermieri possono assumere un ruolo attivo nel promuovere pratiche equitative e nel sostenere colleghi e pazienti che potrebbero essere vittime di discriminazione.

Valutazione Continua delle Necessità Culturali

Gli infermieri dovrebbero impegnarsi in un'analisi continua delle esigenze culturali dei pazienti che servono. Questo può essere realizzato attraverso raccolta di dati, feedback dei pazienti, e valutazioni periodiche delle pratiche di cura. Utilizzando questi dati, possono adattare i loro metodi e approcci per meglio servire una popolazione diversificata, assicurando che tutte le minoranze siano adeguatamente supportate.

Collaborazione Interprofessionale per l'Inclusione

Promuovere l'inclusione in ambito sanitario richiede una collaborazione interprofessionale. Gli infermieri, insieme a medici, assistenti sociali, e altri professionisti della salute, devono lavorare insieme per integrare principi di diversità e inclusione in tutte le fasi dell'assistenza sanitaria. Ciò include la condivisione di conoscenze e risorse, la pianificazione coordinata della cura, e il supporto reciproco nelle iniziative di inclusione.

Promozione della Salute Globale

Infine, la diversità e l'inclusione si estendono anche al di là delle comunità locali. Gli infermieri possono partecipare a programmi di salute globale che affrontano questioni di equità sanitaria su scala internazionale. Lavorando in contesti multiculturale, possono applicare e espandere la loro comprensione della diversità culturale, contribuendo a migliorare la salute pubblica e le politiche sanitarie in diverse regioni del mondo.

Incorporando queste pratiche, gli infermieri non solo migliorano l'assistenza diretta ai pazienti ma contribuiscono anche a un ambiente sanitario più giusto, equo e inclusivo, che riconosce e celebra la ricchezza della diversità umana.

Sviluppo di Linee Guida Sensibili alla Diversità

Per assicurare che le pratiche mediche rispettino le diverse culture, gli infermieri possono contribuire allo sviluppo di linee guida che integrino considerazioni culturali in tutti gli aspetti della cura. Questo implica la revisione e l'adattamento delle procedure esistenti per includere varie pratiche culturali e credenze religiose, garantendo che il trattamento medico non solo sia efficace ma anche rispettoso delle differenze individuali.

Ampliamento dell'Accesso ai Servizi Sanitari

Gli infermieri giocano un ruolo cruciale nell'ampliare l'accesso ai servizi sanitari per le comunità marginalizzate. Lavorando in collaborazione con le organizzazioni locali e gli enti pubblici, possono identificare le barriere all'accesso, come la mancanza di trasporti, risorse finanziarie limitate o mancanza di informazioni, e sviluppare strategie per superarle. Ciò può includere la creazione di cliniche mobili, programmi di assistenza a pagamento scalabile e campagne informative che raggiungano una vasta gamma di gruppi culturali.

Promozione di una Cultura di Apprendimento Continuo

Un aspetto fondamentale per mantenere un ambiente di cura inclusivo è promuovere una cultura di apprendimento continuo tra il personale sanitario. Gli infermieri possono guidare e partecipare a workshop di formazione continua, seminari e discussioni di gruppo che esplorano temi di diversità, equità e inclusione. Questo impegno per l'educazione permanente aiuta a mantenere la consapevolezza e la sensibilità necessarie per trattare efficacemente pazienti di tutte le origini.

Implementazione di Tecnologie Adattive

L'utilizzo di tecnologie adattive può aiutare a superare alcune barriere fisiche e comunicative che i pazienti diversificati possono incontrare. Gli infermieri possono svolgere un ruolo attivo nell'implementazione di tecnologie che supportino le lingue multiple, le esigenze di accessibilità e altre considerazioni specifiche, come applicazioni che traducono le istruzioni mediche o dispositivi che assistono pazienti con disabilità fisiche.

Sviluppo di Reti di Supporto all'Inclusione

Creare e mantenere reti di supporto all'interno delle organizzazioni sanitarie che promuovano l'inclusione può essere un'altra area di impegno per gli infermieri. Queste reti possono servire come forum per condividere esperienze, strategie e risorse che aiutano gli infermieri a navigare e a risolvere situazioni complesse legate alla diversità, garantendo che tutte le voci siano ascoltate e valorizzate.

Monitoraggio e Valutazione delle Disparità di Salute

Gli infermieri possono contribuire a monitorare e valutare le disparità di salute all'interno delle comunità servite. Attraverso la raccolta e l'analisi di dati su come le variabili di diversità influenzano i risultati sanitari, possono identificare aree critiche per interventi mirati e migliorare le strategie di trattamento e prevenzione.

Leadership in Diversità e Inclusione

Infermieri con esperienza in diversità e inclusione possono assumere ruoli di leadership che permettano loro di influenzare più ampiamente le politiche e le pratiche sanitarie. Questi leader possono agire come agenti di cambiamento all'interno delle loro organizzazioni, promuovendo l'adozione di pratiche più inclusive e sostenendo lo sviluppo professionale di colleghi interessati a specializzarsi in cure culturalmente competenti.

Collaborazione con Istituzioni Accademiche

Lavorare con istituzioni accademiche per integrare la diversità e l'inclusione nel curriculum di studi infermieristici prepara le future generazioni di infermieri a essere efficaci in un ambiente sanitario globale. Gli infermieri possono collaborare nella creazione di moduli di studio, partecipare come docenti ospiti e contribuire con la loro esperienza pratica ai programmi di formazione.

Miglioramento Continuo e Feedback

Infine, l'importanza del feedback continuo da parte dei pazienti e dei colleghi non può essere sottovalutata. Gli infermieri possono sviluppare meccanismi per raccogliere regolarmente feedback sui servizi forniti, utilizzando queste informazioni per apportare miglioramenti continui alle pratiche di cura. Questo processo di ascolto e adattamento aiuta a garantire che l'assistenza fornita rimanga rilevante, rispettosa e reattiva alle esigenze di una popolazione eterogenea.

Incorporando questi approcci nella loro pratica quotidiana, gli infermieri non solo migliorano l'assistenza ai pazienti ma contribuiscono anche a un sistema sanitario più giusto ed equo, che riconosce e celebra la diversità.

Implementazione di Piani di Cura Personalizzati

Gli infermieri possono utilizzare le loro competenze per sviluppare piani di cura personalizzati che tengano conto delle esigenze culturali, linguistiche e religiose specifiche dei pazienti. Questo può comportare l'adattamento dei regimi di trattamento per allinearsi con le restrizioni dietetiche culturali, le preferenze di trattamento e le esigenze di comunicazione. Gli infermieri possono lavorare insieme ai pazienti e alle loro famiglie per assicurare che questi piani di cura siano comprensivi, praticabili e rispettosi delle diverse identità e background.

Promozione della Salute Personalizzata attraverso i Media

Utilizzare i media per raggiungere comunità diverse può essere un potente strumento per gli infermieri per promuovere la salute e l'educazione. Creando contenuti multimediali accessibili in diverse lingue e formati (video, podcast, brochure, app) che riflettano la diversità culturale delle comunità servite, gli infermieri possono migliorare la loro capacità di educare e coinvolgere un pubblico più ampio. Questo include anche l'uso dei social media per diffondere informazioni sulla salute e per creare dialoghi inclusivi con diverse popolazioni.

Creazione di Ambienti di Cura Inclusivi

Gli infermieri possono svolgere un ruolo chiave nella progettazione e implementazione di ambienti di cura che siano fisicamente e culturalmente inclusivi. Ciò può includere l'adattamento degli spazi fisici per garantire l'accessibilità per persone con disabilità fisiche, nonché la creazione di aree che rispettino e accolgano varie pratiche culturali e religiose. Per esempio, potrebbero essere disponibili stanze di preghiera multiconfessionali e aree tranquille dove i pazienti e le famiglie possono ritirarsi.

Formazione Interculturale per il Personale

Investire nella formazione interculturale di tutto il personale sanitario, non solo degli infermieri, è cruciale per costruire un ambiente inclusivo. Questi programmi di formazione dovrebbero coprire temi come la comunicazione interculturale, le competenze di negoziazione culturale e la sensibilità religiosa. Rendere questa formazione una componente regolare dell'educazione continua assicura che il personale sia ben equipaggiato per affrontare e rispettare la diversità nei contesti di cura.

Sviluppo di Reti di Supporto per Pazienti Diversi

Gli infermieri possono aiutare a sviluppare e mantenere reti di supporto che connettano pazienti con risorse specifiche che rispecchiano la loro diversità. Questo può includere gruppi di supporto specifici per malattie che operano in diverse lingue o che sono sensibili a specifiche questioni culturali, nonché la connessione con servizi comunitari che possono offrire supporto addizionale come traduzione, trasporto o assistenza legale.

Coinvolgimento in Ricerca Focalizzata sulla Diversità

Gli infermieri possono essere coinvolti attivamente nella ricerca che esplora come la diversità influenzi la salute e l'accesso alle cure. Partecipando a studi che esaminano le disparità di salute, possono contribuire a scoprire nuove informazioni che potrebbero portare a cambiamenti significativi nelle politiche sanitarie e nelle pratiche cliniche. Gli infermieri possono anche esplorare come diversi approcci alla cura possano avere effetti diversi su gruppi di pazienti diversi, contribuendo così a personalizzare ulteriormente le cure.

Advocacy per Cambiamenti Normativi e Politici

Gli infermieri, con la loro esperienza diretta nelle sfide affrontate dai pazienti di background diversi, sono in una posizione unica per fare da avvocati per cambiamenti normativi e politici che promuovano l'equità in sanità. Essi possono lavorare a stretto contatto con legislatori, organizzazioni senza scopo di lucro e gruppi di interesse per sviluppare e sostenere legislazioni che migliorino l'accesso alle cure per tutti i cittadini, indipendentemente dalla loro diversità.

Monitoraggio Continuo delle Pratiche di Cura

Infine, è vitale che gli infermieri continuino a monitorare e valutare l'efficacia delle pratiche di cura nei contesti diversificati. Implementare sistemi di feedback dove i pazienti possono condividere le loro esperienze e percezioni della cura ricevuta consente agli infermieri e alle istituzioni sanitarie di adattarsi e migliorare continuamente. Questi feedback possono fornire insight critici che aiutano a rifinire le strategie di cura per essere più inclusive e rispondenti alle esigenze di tutti i pazienti.

Attraverso queste iniziative e molte altre, gli infermieri possono svolgere un ruolo cruciale nel guidare il settore sanitario verso una maggiore inclusione e equità, garantendo che ogni paziente, indipendentemente dalla sua diversità, riceva cure rispettose, appropriate e di alta qualità.

Concludendo, l'importanza della diversità e dell'inclusione in infermieristica non può essere sottolineata abbastanza, data la crescente diversificazione delle popolazioni a livello globale. Gli infermieri, come principali fornitori di assistenza sanitaria, hanno il dovere etico e professionale di rispondere efficacemente alle esigenze culturali, linguistiche, religiose, etniche, sessuali e di genere di tutti i loro pazienti. Per farlo, devono adottare una serie di strategie e approcci che abbracciano la diversità e promuovono l'inclusione in tutti gli aspetti della pratica infermieristica.

1. **Formazione e Competenza Culturale**: La formazione continua in competenza culturale è essenziale per gli infermieri per fornire cure rispettose e appropriate. Questo include non solo la comprensione delle diverse culture ma anche l'adattamento delle pratiche di cura per accogliere queste differenze in modo sensibile ed efficace.

2. **Comunicazione Interculturale Efficiente:** Gli infermieri devono sviluppare e utilizzare competenze avanzate di comunicazione per

superare le barriere linguistiche e culturali, garantendo che tutti i pazienti comprendano il loro stato di salute e il piano di cura. Questo potrebbe comportare l'uso di tecnologie come la teletraduzione o la collaborazione con interpreti qualificati.

3. **Cura Personalizzata**: Adottare un approccio individualizzato alla cura, che tenga conto delle preferenze personali, delle credenze e delle esigenze specifiche del paziente, è fondamentale. Questo assicura che le cure non solo siano tecnicamente competenti ma anche profondamente rispettose della persona che le riceve.

4. **Advocacy per l'Equità Sanitaria**: Gli infermieri hanno la responsabilità di agire come avvocati per i loro pazienti, promuovendo l'equità sanitaria e luttando contro le disparità di salute. Ciò include sostenere cambiamenti nelle politiche pubbliche che affrontino le barriere all'accesso alle cure e migliorino le condizioni sociali che influenzano la salute delle comunità sottoservite.

5. **Sviluppo di Politiche Inclusive**: Collaborare alla creazione e implementazione di politiche sanitarie inclusive che riconoscano e valorizzino la diversità all'interno della popolazione paziente può guidare miglioramenti sostanziali nell'assistenza sanitaria.

6. **Collaborazione e Partnership**: Lavorare in partnership con altre professioni sanitarie e con le comunità per sviluppare strategie che migliorino l'accesso e l'efficacia delle cure è cruciale. Queste collaborazioni possono arricchire la comprensione delle necessità specifiche delle diverse popolazioni e migliorare la qualità complessiva delle cure.

7. **Feedback e Miglioramento Continuo**: Implementare sistemi per raccogliere e analizzare feedback dai pazienti e dai colleghi su come le pratiche di cura possono essere migliorate per diventare più inclusive. Questo processo di revisione continua aiuta a garantire che le pratiche di cura rimangano rilevanti e rispettose di tutte le comunità servite.

8. **Ricerca Focalizzata sulla Diversità**: Contribuire a ricerche che esplorino l'efficacia delle pratiche di cura attraverso diversi gruppi culturali e demografici, garantendo che le basi di evidenza su cui si costruiscono le cure siano rappresentative della popolazione nella sua interezza.

In conclusione, integrare pienamente la diversità e l'inclusione nella pratica infermieristica non è solo una necessità etica; è un imperativo professionale che migliora i risultati per i pazienti e arricchisce la pratica infermieristica. Attraverso l'educazione, la pratica riflessiva, la collaborazione, e l'advocacy, gli infermieri possono essere leader nel promuovere un sistema sanitario più giusto e equo per tutti.

19. Futuro dell'infermieristica: tendenze e previsioni.

Il futuro dell'infermieristica è segnato da numerose evoluzioni tecnologiche, demografiche e socio-economiche che influenzeranno sia la pratica clinica che l'ambiente di lavoro degli infermieri. Le tendenze emergenti e le previsioni per il settore riflettono cambiamenti significativi, alcuni dei quali sono già in corso. Esaminiamo alcune delle principali tendenze che plasmeranno il futuro dell'infermieristica.

Espansione dei Ruoli e della Portata della Pratica

Gli infermieri stanno assumendo ruoli sempre più espansi e complessi all'interno dei sistemi sanitari. La crescita dei ruoli di praticante infermiere avanzato, come gli infermieri di famiglia e gli specialisti infermieri clinici, permette di gestire casi che una volta erano di competenza esclusiva dei medici. In molti paesi, gli infermieri sono autorizzati a prescrivere farmaci, gestire trattamenti autonomi e guidare team interdisciplinari, migliorando l'accessibilità e l'efficienza delle cure.

Tecnologia e Digitalizzazione

L'adozione della tecnologia in infermieristica è in rapida accelerazione. L'intelligenza artificiale, la robotica, e la telemedicina stanno diventando parte integrante della cura del paziente. Gli infermieri utilizzeranno la tecnologia per monitorare i pazienti a distanza, amministrare trattamenti e gestire dati in tempo reale. Questi strumenti non solo aumentano l'efficacia delle cure ma migliorano anche la capacità degli infermieri di prevedere e prevenire complicazioni prima che diventino critiche.

Enfasi sulla Prevenzione e la Gestione delle Malattie Croniche

Con l'invecchiamento della popolazione globale e l'aumento delle malattie croniche, si prevede che gli infermieri giocheranno un ruolo cruciale nella gestione della salute a lungo termine e nella prevenzione delle malattie. Programmi focalizzati sul mantenimento della salute e sulla gestione delle condizioni croniche, come il diabete o l'ipertensione, diventeranno sempre più prevalenti, richiedendo che gli infermieri svolgano attività di consulenza, educazione sanitaria e monitoraggio continuo dei pazienti.

Maggiore Focus sulla Salute Mentale

La crescente consapevolezza delle questioni di salute mentale porterà a una maggiore integrazione della cura della salute mentale nei servizi sanitari ordinari. Gli infermieri avranno un ruolo fondamentale nella fornitura di assistenza sanitaria mentale, nell'offrire supporto psicologico e nell'aiutare i pazienti a gestire le malattie mentali insieme alle loro condizioni fisiche.

Formazione e Apprendimento Continuo

L'educazione infermieristica continuerà a evolversi per tenere il passo con i rapidi cambiamenti tecnologici e le nuove pratiche sanitarie. La formazione continua e l'apprendimento permanente diventeranno ancor più critici per gli infermieri per mantenere le loro competenze aggiornate. L'educazione infermieristica potrebbe diventare più modularizzata e flessibile, con più opzioni per l'apprendimento online e la formazione on-the-job.

Collaborazione Interprofessionale

Il futuro vedrà un aumento della collaborazione interprofessionale, con gli infermieri che lavorano a stretto contatto con una vasta gamma di professionisti sanitari per fornire cure coordinate. Questa collaborazione sarà essenziale per affrontare le sfide complesse della sanità moderna, che richiede un approccio olistico alla cura del paziente.

Sfide Etiche e Privacy

Con l'aumento dell'uso dei dati e della tecnologia in medicina, emergono nuove sfide etiche, specialmente relative alla privacy dei pazienti e alla sicurezza dei dati. Gli infermieri dovranno navigare queste questioni etiche, garantendo che i dati dei pazienti siano gestiti con la massima riservatezza e secondo le normative vigenti.

In sintesi, il futuro dell'infermieristica sarà caratterizzato da una maggiore responsabilità clinica, dall'uso intensivo della tecnologia, e da un'enfasi rinnovata sulla prevenzione e la gestione proattiva della salute. Questi cambiamenti offrono opportunità entusiasmanti ma anche sfide significative che richiederanno agli infermieri di adattarsi, innovare e continuare a sviluppare le loro competenze professionali.

Sostenibilità e Cura Ambientale

Con l'aumento della consapevolezza riguardo i cambiamenti climatici e l'impatto ambientale sulla salute pubblica, il futuro dell'infermieristica potrebbe includere un'enfasi rinnovata sulla sostenibilità nelle pratiche di cura. Gli infermieri potrebbero prendere iniziativa nell'implementare pratiche di lavoro più verdi, come la riduzione dei rifiuti negli ospedali, l'utilizzo di materiali biodegradabili o riciclati, e la promozione di politiche sanitarie che considerino gli impatti ambientali sulla salute. Inoltre, la formazione infermieristica potrebbe iniziare a includere moduli su come la salute ambientale e personale si intersecano e su come gli infermieri possono contribuire a promuovere un ambiente più salubre.

Avanzamenti nella Genomica e Medicina Personalizzata

La genomica e la medicina personalizzata stanno iniziando a rivoluzionare il trattamento e la prevenzione delle malattie. Nel futuro, gli infermieri potrebbero avere un ruolo chiave nel facilitare l'uso di test genetici che guidano le decisioni cliniche, spiegando i risultati ai pazienti e personalizzando i piani di trattamento in base al profilo genetico del paziente. Questo approccio non solo migliorerebbe l'efficacia del trattamento ma ridurrebbe anche gli effetti collaterali e i costi associati a terapie meno mirate.

Etica del Fine Vita e Assistenza Palliativa

Con l'invecchiamento della popolazione globale, le questioni relative all'assistenza di fine vita e alla cura palliativa diventeranno sempre più centrali nella pratica infermieristica. Gli infermieri saranno in prima linea nell'affrontare questioni complesse come il consenso informato, le decisioni di fine vita, e la gestione del dolore e del comfort per i pazienti terminali. La formazione infermieristica potrebbe espandere la sua enfasi sull'etica del fine vita, preparando gli infermieri a navigare queste situazioni difficili con sensibilità e competenza.

Aumento dell'Uso di Big Data e Analytics

L'adozione diffusa di big data e analytics nel settore sanitario può fornire agli infermieri strumenti potenti per migliorare la qualità delle cure. Utilizzando l'analisi dei dati per monitorare i trend di salute, prevedere focolai di malattie, e valutare l'efficacia delle pratiche di trattamento, gli infermieri possono contribuire significativamente all'efficienza operativa e alla personalizzazione della cura del paziente. Inoltre, i dati possono aiutare a identificare le disparità di salute nelle diverse popolazioni, permettendo agli infermieri di indirizzare interventi specifici verso coloro che ne hanno più bisogno.

Collaborazioni Globali e Salute Globale

Il futuro dell'infermieristica vedrà probabilmente un aumento delle collaborazioni globali, sia nella ricerca che nella pratica clinica. Gli infermieri potrebbero partecipare a scambi internazionali, programmi di formazione, e iniziative di salute pubblica che trascendono i confini nazionali. Queste opportunità non solo migliorerebbero la pratica infermieristica condividendo conoscenze e competenze attraverso diverse culture, ma contribuirebbero anche a una risposta sanitaria globale più coordinata alle crisi internazionali, come pandemie o disastri naturali.

Crescita del Ruolo di Leadership

Gli infermieri assumeranno ruoli di leadership sempre più importanti, non solo nel contesto della gestione del personale e delle operazioni sanitarie ma anche nella formulazione delle politiche sanitarie e nell'advocacy. Con la loro profonda conoscenza delle dinamiche quotidiane dell'assistenza sanitaria e dei bisogni dei pazienti, sono in posizione ideale per influenzare le politiche sanitarie a tutti i livelli, promuovendo riforme che migliorino l'accesso alle cure, la qualità del servizio e la sostenibilità del sistema sanitario.

In conclusione, il futuro dell'infermieristica si prospetta ricco di opportunità e sfide, con significativi cambiamenti portati dall'innovazione tecnologica, dalle dinamiche demografiche, dalle esigenze di salute pubblica e dall'evoluzione delle politiche sanitarie. Gli infermieri, con la loro formazione e il loro impegno verso la cura olistica e etica, sono perfettamente posizionati per guidare queste trasformazioni, garantendo che il futuro della sanità sia compassionevole, equo e efficace.

Integrazione della Salute Comportamentale

Man mano che la comprensione della connessione tra salute mentale e fisica si approfondisce, il futuro dell'infermieristica includerà una maggiore integrazione della salute comportamentale nei piani di cura tradizionali. Gli infermieri giocheranno un ruolo cruciale nel riconoscere e trattare i sintomi di disturbi mentali e comportamentali nei contesti di cura primaria e specialistica, facilitando un approccio più olistico alla salute che tratti mente e corpo come un'unità interconnessa. La formazione e la preparazione in tecniche di counseling e terapie comportamentali saranno elementi essenziali nella formazione infermieristica.

Specializzazione e Personalizzazione Ulteriore

Con l'evoluzione della medicina personalizzata, gli infermieri potrebbero specializzarsi ulteriormente in campi specifici che richiedono conoscenze approfondite su trattamenti personalizzati basati sul genoma, sulle condizioni ambientali o sullo stile di vita del paziente. Questa specializzazione potrebbe estendersi a sottocampi come la genetica infermieristica, l'oncologia personalizzata, o la gestione specializzata di malattie croniche come il diabete, dove i piani di cura possono essere altamente personalizzati.

Nuovi Modelli di Cura Collaborativa

Il futuro vedrà un'evoluzione nei modelli di cura, con una crescente enfasi sui team di cura collaborativi che comprendono infermieri, medici, terapisti, e altri specialisti della salute. Questi team lavoreranno insieme in modo più fluido, utilizzando piattaforme digitali per condividere informazioni sul paziente in tempo reale e prendere decisioni di cura collettive. Questo approccio non solo migliorerà la coerenza delle cure ma anche l'efficienza operativa, riducendo i tempi di attesa e aumentando la soddisfazione del paziente.

Avanzamenti nella Formazione Simulata

La tecnologia di simulazione, già un componente importante della formazione infermieristica, diventerà ancora più sofisticata. L'uso di realtà virtuale (VR) e realtà aumentata (AR) per simulare complesse situazioni mediche permetterà agli infermieri di sviluppare e affinare le loro abilità in ambienti controllati ma realistici. Questi strumenti di formazione aiuteranno a preparare gli infermieri a gestire situazioni di alta pressione e a prendere decisioni rapide e informate in ambienti clinici reali.

Focus su Longevità e Invecchiamento

Con l'aumento dell'aspettativa di vita, la cura degli anziani diventerà una parte sempre più significativa del lavoro infermieristico. Gli infermieri saranno al centro della gestione della salute a lungo termine, specializzandosi in gerontologia e nella cura degli anziani a casa. Saranno necessarie competenze specifiche per affrontare le sfide fisiche, cognitive e sociali associate all'invecchiamento, oltre a un'enfasi sulla promozione di uno stile di vita attivo e sano negli anni avanzati.

Politiche Sanitarie Proattive

Gli infermieri avranno un ruolo ancora più attivo nell'advocacy e nello sviluppo delle politiche sanitarie, usando la loro esperienza diretta per influenzare le decisioni legislative che riguardano la sanità pubblica. Questo può includere il sostegno a politiche che promuovano l'accesso equo alle cure, migliorino la qualità dei servizi sanitari, e indirizzino le determinanti sociali della salute per combattere le disparità sanitarie.

Adozione di Pratiche Sostenibili

La sostenibilità diventerà un principio guida anche nell'infermieristica, con un'enfasi crescente sul ridurre l'impronta ecologica delle pratiche sanitarie. Gli infermieri saranno coinvolti nel promuovere pratiche che riducano gli sprechi, migliorino l'efficienza energetica e minimizzino l'uso di risorse non rinnovabili nelle istituzioni sanitarie.

Espansione Globale e Cooperazione Internazionale

Infine, il ruolo degli infermieri nell'assistenza sanitaria globale continuerà ad espandersi. Saranno fondamentali nel rispondere a crisi sanitarie internazionali, partecipando a missioni di aiuto internazionale e a iniziative di salute pubblica che attraversano i confini nazionali. La cooperazione internazionale tra professionisti infermieristici aiuterà a standardizzare le cure, condividere le migliori pratiche e affrontare globalmente le emergenze sanitarie.

Queste tendenze indicano un futuro per l'infermieristica che è ricco di opportunità e sfide, con un'enfasi crescente sulla tecnologia, la specializzazione, la formazione continua e il ruolo proattivo nella forma

Concludendo, il futuro dell'infermieristica si prospetta come un campo dinamico e in continua evoluzione, guidato da progressi tecnologici, cambiamenti demografici e sfide sanitarie globali. Questo ambiente richiederà agli infermieri non solo di adattarsi a nuove tecnologie e pratiche di cura ma anche di assumere un ruolo più centrale e proattivo nella formazione delle politiche sanitarie e nella gestione della salute pubblica.

1. **Espansione dei ruoli professionali**: Gli infermieri assumeranno ruoli sempre più complessi e specializzati, estendendo la loro influenza oltre la cura diretta dei pazienti per includere la gestione della salute pubblica, la ricerca clinica e l'innovazione in sanità.

2. **Tecnologia e digitalizzazione**: L'adozione diffusa di tecnologie avanzate, come l'intelligenza artificiale e la realtà aumentata, trasformerà le pratiche infermieristiche, migliorando l'efficacia delle cure e consentendo interventi più personalizzati e tempestivi.

3. **Enfasi sulla prevenzione e gestione delle malattie croniche**: Con il crescente onere delle malattie croniche e l'invecchiamento della popolazione, gli infermieri saranno sempre più coinvolti nella gestione preventiva, nella promozione della salute e nell'educazione dei pazienti per una vita più sana e attiva.

4. **Integrazione della salute mentale**: L'integrazione della cura della salute mentale nei servizi infermieristici ordinari diventerà una pratica standard, riconoscendo l'importanza della salute mentale nella cura olistica del paziente.

5. **Formazione continua**: L'apprendimento permanente e la formazione continua diventeranno ancor più essenziali per gli infermieri, al fine di rimanere al passo con i rapidi cambiamenti nel campo della sanità e assicurare che le loro competenze siano sempre all'avanguardia.

6. **Collaborazione interprofessionale**: L'efficacia nella collaborazione con una gamma più ampia di professionisti della salute sarà fondamentale per offrire una cura integrata e completa, che risponda meglio alle complesse esigenze dei pazienti.

7. **Leadership in ambito sanitario**: Gli infermieri emergeranno come leader nei settori della sanità pubblica, della politica sanitaria e della pratica clinica, influenzando le riforme sanitarie e promuovendo un sistema sanitario più equo ed efficace.

8. **Sostenibilità e responsabilità ambientale**: La promozione di pratiche sanitarie sostenibili diventerà una priorità, con gli infermieri che guidano gli sforzi per rendere il settore sanitario più ecologico e meno sprecone.

9. **Risposta globale e cooperazione**: Infine, gli infermieri saranno chiamati a giocare ruoli chiave nelle risposte sanitarie globali, contribuendo alla gestione di crisi sanitarie

internazionali e alla promozione della salute globale.

Il futuro dell'infermieristica si caratterizzerà per essere un crogiolo di sfide e opportunità, con gli infermieri che si trovano al centro di un'evoluzione sanitaria che richiede una combinazione di competenza, compassione e innovazione. Prepararsi per questo futuro richiederà un impegno condiviso da parte delle istituzioni educative, delle organizzazioni sanitarie e degli stessi infermieri, tutti orientati verso l'adattamento, l'apprendimento e l'integrazione di nuove pratiche e tecnologie per il miglioramento continuo della qualità delle cure e della salute pubblica.

20. Consigli per aspiranti infermieri: cosa aspettarsi e come prepararsi per una carriera in infermieristica.

Intraprendere una carriera in infermieristica può essere incredibilmente gratificante e sfidante allo stesso tempo. Se stai considerando di diventare infermiere, ecco alcuni consigli essenziali su cosa aspettarti e come prepararti per avere successo in questa professione dinamica.

Comprendi la Natura del Lavoro

1. **Richieste Emotive e Fisiche:**
   L'infermieristica è una professione che richiede molto sia fisicamente che emotivamente. Gli

infermieri spesso lavorano in turni lunghi, che possono includere notti, weekend e festivi. Essere preparati a gestire lo stress e la fatica è fondamentale.

2. **Competenze Interpersonali**: Gli infermieri devono avere forti abilità comunicative e relazionali poiché lavorano a stretto contatto con pazienti, famiglie e una squadra di altri professionisti sanitari. La capacità di ascoltare, empatizzare e comunicare chiaramente è cruciale.

3. **Ambiente Dinamico**: Il campo dell'assistenza sanitaria è in costante evoluzione, quindi aspettati di affrontare cambiamenti frequenti nelle procedure, nelle tecnologie e nei protocolli. L'adattabilità e l'apprendimento continuo sono chiavi per mantenere la tua pratica all'avanguardia.

Ottieni la Formazione Adeguata

1. **Educazione Formale**: La maggior parte dei percorsi di carriera in infermieristica inizia con un programma di formazione accreditato, come un diploma di associazione o una laurea in scienze infermieristiche (BSN). Ricerca i programmi che meglio si adattano alle tue esigenze e obiettivi di carriera.

2. **Esperienza Pratica**: Mentre studi, cerca di ottenere quanta più esperienza pratica possibile.

Tirocini, stage, e ore di pratica clinica sono essenziali per sviluppare competenze pratiche e per avere un'idea di varie specializzazioni infermieristiche.

3. **Licenza**: Dopo aver completato il tuo percorso educativo, dovrai superare l'esame NCLEX-RN per ottenere la licenza di praticare come infermiere registrato (RN). Preparati a fondo per questo esame cruciale.

Sviluppa Competenze Rilevanti

1. **Gestione dello Stress**: Impara tecniche di gestione dello stress e del tempo per mantenere il tuo benessere mentale e fisico. L'infermieristica può essere stressante, e prendersi cura di sé è fondamentale per prendersi cura degli altri.

2. **Competenze Tecnologiche**: Familiarizza con l'uso della tecnologia medica, compresi i software per la gestione dei dati dei pazienti e le apparecchiature mediche avanzate. La competenza tecnologica è sempre più importante nell'assistenza sanitaria moderna.

3. **Capacità di Decisione**: Sviluppa la tua capacità di prendere decisioni rapide e informate, una competenza essenziale in situazioni ad alta pressione dove le decisioni possono avere un impatto diretto sulla salute del paziente.

Entra nella Comunità

1. **Rete Professionale**: Stabilisci e mantieni
    contatti professionali attraverso associazioni
    infermieristiche, conferenze e seminari. La rete
    di contatti può offrire supporto, opportunità di
    mentorship e risorse per lo sviluppo
    professionale.

2. **Apprendimento Continuo**: Impegnati in un
    apprendimento continuo attraverso ulteriori
    certificazioni, corsi di specializzazione, e
    aggiornamenti educativi. L'educazione continua è
    essenziale per avanzare nella tua carriera e
    rimanere informato sulle ultime pratiche
    infermieristiche.

3. **Volontariato e Impegno Comunitario**:
    Partecipare a iniziative di volontariato può
    fornire esperienze preziose e aiutare a costruire
    un senso di comunità e di scopo nella tua
    carriera.

Mantieni la Flessibilità e l'Apertura Mentale

Infine, mantieni una mente aperta riguardo alle
opportunità di carriera. L'infermieristica offre una
vasta gamma di specializzazioni, da quelle cliniche a
ruoli di ricerca, insegnamento, o amministrazione.
Esplora diverse aree e trova quella che soddisfa le tue
passioni e i tuoi punti di forza.

Seguendo questi consigli, puoi prepararti non solo a
entrare nel campo dell'infermieristica, ma a prosperare

e fare una differenza significativa nella vita dei tuoi
pazienti e nella comunità.

Esplora le Diverse Aree di Specializzazione

L'infermieristica è un campo vasto con numerose
specializzazioni che offrono opportunità diverse in
termini di ambiente di lavoro, tipo di pazienti e sfide
quotidiane. Esplorare aree come l'infermieristica
pediatrica, geriatrica, di emergenza, oncologica, o di
salute mentale può aiutarti a trovare la nicchia che più
risponde ai tuoi interessi e alle tue passioni. Ogni
specializzazione richiede competenze uniche e una
comprensione approfondita delle specifiche esigenze
del paziente.

Partecipa a Workshop e Seminari

Partecipare attivamente a workshop, seminari e altri
eventi educativi è essenziale per gli aspiranti
infermieri. Questi eventi non solo forniscono
conoscenze aggiornate su pratiche e tecnologie
emergenti, ma offrono anche opportunità di
networking con professionisti esperti. Queste
interazioni possono offrire intuizioni preziose sulla
realtà del lavoro infermieristico e su come navigare al
meglio la tua carriera.

Sviluppa Abilità di Leadership

Anche se sei all'inizio del tuo percorso professionale, è
importante sviluppare abilità di leadership. Gli
infermieri spesso assumono ruoli di leadership nei
team di cura, coordinando il lavoro di altri operatori

sanitari e assicurando che il piano di cura sia eseguito correttamente. La capacità di guidare con sicurezza, prendere decisioni informate e motivare gli altri sono competenze cruciali che puoi iniziare a sviluppare sin dai primi stadi della tua formazione.

Comprendi l'Importanza dell'Etica

L'etica in infermieristica è fondamentale, data la frequente necessità di prendere decisioni che influenzano direttamente la vita e il benessere dei pazienti. Comprendere i principi etici fondamentali e come applicarli nelle diverse situazioni cliniche è un aspetto cruciale della preparazione all'infermieristica. Essere consapevoli delle proprie responsabilità etiche e sapere come affrontare dilemmi morali ti preparerà a offrire cure di alta qualità rispettando sempre la dignità del paziente.

Abbraccia la Tecnologia

In un campo in rapida evoluzione come l'infermieristica, abbracciare la tecnologia è non solo inevitabile ma essenziale. Familiarizzati con i sistemi di gestione delle informazioni sanitarie, l'uso di dispositivi medici tecnologicamente avanzati e software di telemedicina. La capacità di adattarsi e integrare nuove tecnologie nel tuo lavoro quotidiano è una competenza che aumenterà la tua efficacia e efficienza come infermiere.

Valuta le Opportunità Internazionali

Considera le opportunità di lavoro e di formazione internazionali. L'infermieristica è una professione globale, e comprendere come si pratica in altri paesi può arricchire notevolmente la tua prospettiva e competenza professionale. Esperienze internazionali possono anche aprire porte a ruoli unici che combinano viaggi, cultura e cura infermieristica.

Impegnati in Ricerca e Innovazione

Se hai un interesse particolare per la scienza e l'innovazione, impegnarti in ricerca infermieristica può essere estremamente gratificante. La ricerca è fondamentale per il progresso delle pratiche infermieristiche e può portare a miglioramenti significativi nel trattamento e nella cura dei pazienti. Contribuire alla ricerca ti permetterà di essere all'avanguardia nel tuo campo, influenzando direttamente la qualità e l'efficacia delle cure infermieristiche.

Mantieni un Equilibrio Vita-Lavoro Salutare

Infine, è vitale mantenere un equilibrio sano tra vita professionale e personale. L'infermieristica può essere una carriera esigente, e senza una gestione adeguata dello stress e del tempo libero, il rischio di burnout è elevato. Impara tecniche di gestione dello stress, trova hobby o attività che ti appassionano e assicurati di dedicare tempo alla famiglia, agli amici e al tuo benessere personale.

Questi passaggi non solo ti prepareranno adeguatamente per una carriera in infermieristica ma ti aiuteranno anche a navigare e prosperare in questo campo impegnativo e gratificante, garantendo che tu possa fornire la migliore assistenza possibile ai tuoi pazienti mentre continui a crescere professionalmente.

Concludendo, intraprendere una carriera in infermieristica richiede dedizione, resilienza e una continua volontà di apprendimento. Essere preparato per le sfide e le opportunità di questa professione dinamica significa non solo acquisire le competenze tecniche necessarie, ma anche sviluppare forti abilità interpersonali, capacità di leadership e una solida comprensione etica.

1. **Educazione e Preparazione**: Inizia con una solida formazione in un programma accreditato e continua ad espandere la tua educazione con specializzazioni e aggiornamenti continui per rimanere al passo con i cambiamenti del settore.

2. **Pratica Clinica**: Accumula esperienza pratica attraverso stage e tirocini. L'esperienza sul campo è inestimabile e ti prepara a gestire situazioni reali con competenza e fiducia.

3. **Competenze Comunicative e Interpersonali**: Affina le tue capacità di comunicazione e relazione. L'infermieristica è tanto una scienza quanto un'arte, e la capacità di interagire efficacemente con i pazienti e i colleghi è cruciale.

4. **Gestione dello Stress e Resilienza**: Sviluppa strategie per gestire lo stress e mantenere il benessere personale. Un infermiere che sa prendersi cura di sé stesso può fornire cure migliori ai suoi pazienti.

5. **Adattabilità e Innovazione**: Abbraccia le nuove tecnologie e rimani aperto alle innovazioni. L'abilità di adattarsi rapidamente ai cambiamenti è una qualità fondamentale in un campo che evolve costantemente.

6. **Leadership e Advocacy**: Assume ruoli di leadership quando possibile e impegnati nell'advocacy per migliorare le condizioni di lavoro degli infermieri e la qualità delle cure per i pazienti. Essere un agente di cambiamento può portare a miglioramenti significativi nel settore sanitario.

7. **Ricerca e Sviluppo Professionale Continuo**: Partecipa a ricerche e contribuisci alla base di conoscenza infermieristica. Mantieni un impegno costante per l'apprendimento e il miglioramento professionale.

8. **Networking e Collaborazioni Professionali**: Costruisci una rete professionale solida per supporto, mentorship e opportunità di crescita. Le relazioni professionali possono aprire porte a nuove opportunità e arricchire la tua carriera.

9. **Equilibrio Vita-Lavoro**: Infine, assicurati di bilanciare le richieste della professione con la tua vita personale. Un equilibrio sano è essenziale per una lunga e soddisfacente carriera in infermieristica.

Seguendo questi consigli, puoi prepararti ad entrare con fiducia nel campo dell'infermieristica, equipaggiato per affrontare le sue sfide e pronto a sfruttare le sue molte opportunità. La carriera infermieristica offre la possibilità di fare una differenza significativa nella vita delle persone ogni giorno, fornendo non solo una professione ma una chiamata a servire con competenza, compassione e impegno.

Conclusione del Libro: "Il Cuore dell'Infermieristica"

Questo libro ha esplorato vari aspetti fondamentali dell'infermieristica, offrendo una panoramica dettagliata e comprensiva di una professione che si trova al cuore della cura e del benessere umano. Dalla storia dell'infermieristica, che mostra come la professione si sia evoluta nei secoli, alle competenze tecniche e interpersonali richieste oggi, abbiamo coperto una gamma vasta di temi essenziali per chiunque sia coinvolto o interessato a questa nobile professione.

1. Storia dell'Infermieristica: Abbiamo esaminato come l'infermieristica sia passata da un ruolo quasi esclusivamente basato sull'assistenza informale a una professione altamente qualificata e regolamentata.

2. Ruolo Fondamentale dell'Infermiere:
Abbiamo discusso le molteplici responsabilità
quotidiane degli infermieri, inclusa la gestione delle
cure, la comunicazione con i pazienti e la
collaborazione con altri professionisti sanitari.

3. Formazione e Qualifiche: La formazione
necessaria per diventare infermieri è stata analizzata,
evidenziando i percorsi educativi e le certificazioni
richieste.

4. Competenze Tecniche e Diagnostica: Abbiamo
dettagliato le competenze cliniche essenziali per gli
infermieri, dal monitoraggio dei pazienti alla
somministrazione di farmaci e più.

5. Empatia e Competenze Interpersonali:
L'importanza della comunicazione e dell'empatia nel
trattamento dei pazienti è stata sottolineata come vitale
per la pratica infermieristica.

6. Gestione dello Stress: Strategie per affrontare la
pressione alta e mantenere la salute mentale e fisica in
situazioni stressanti sono state discusse.

7. Etica e Deontologia Professionale: Abbiamo
esplorato i dilemmi etici comuni e le norme
deontologiche che guidano la pratica infermieristica
quotidiana.

8. Salute Mentale nell'Infermieristica: Il focus è
stato sulle sfide specifiche che gli infermieri affrontano
nel mantenere la propria salute mentale.

9. Innovazioni Tecnologiche: Come le tecnologie emergenti stanno trasformando la pratica infermieristica e migliorando l'efficacia delle cure.

10. Infermieristica in Diverse Ambientazioni: L'adattabilità necessaria per operare in vari contesti, dagli ospedali alle cure domiciliari e oltre.

11. Leadership nel Team Sanitario: L'importanza del ruolo degli infermieri come leader all'interno dei team di cura.

12. Formazione Continua e Sviluppo Professionale: L'importanza dell'apprendimento continuo per mantenere la competenza in un campo in rapida evoluzione.

13. Legislazione e Politiche Sanitarie: Come le leggi e le politiche influenzano la pratica infermieristica e come gli infermieri possono partecipare a questo processo.

14. Case Studies: L'uso di casi reali per illustrare le sfide e le soluzioni nella pratica infermieristica quotidiana.

15. Relazioni Interprofessionali: La collaborazione con altri professionisti della salute per fornire una cura ottimale.

16. Prevenzione e Promozione della Salute: Il ruolo attivo degli infermieri nel prevenire malattie e promuovere la salute nei contesti comunitari.

17. Infermieristica Pediatrica e Geriatrica:
Specificità e sfide nel trattare i più giovani e gli anziani.

18. Diversità e Inclusione: L'importanza di
affrontare efficacemente le esigenze di una popolazione
eterogenea.

19. Futuro dell'Infermieristica: Tendenze
emergenti e come gli infermieri possono prepararsi per
i cambiamenti futuri.

20. Consigli per Aspiranti Infermieri:
Orientamenti pratici su come prepararsi per una
carriera in infermieristica.

Risorse Utili

Per ulteriori approfondimenti e risorse, considera i
seguenti siti web e guide:

- **American Nurses Association (ANA)**:
  nursingworld.org

- **International Council of Nurses (ICN)**:
  icn.ch

- **National Council of State Boards of
  Nursing (NCSBN)**: ncsbn.org

- **PubMed e MedlinePlus** per ricerche
  scientifiche e articoli peer-reviewed: pubmed.gov

Questi siti offrono una vasta gamma di materiali
educativi, linee guida professionali, ultime ricerche e
opportunità di sviluppo professionale che possono

aiutare sia gli infermieri in attività sia coloro che stanno considerando questa carriera.

Concludendo, il libro mira a fornire una panoramica completa dell'infermieristica, celebrando la sua complessità e il suo impatto cruciale sulla società, e offrendo una guida attraverso le sfide e le ricompense di questa professione essenziale.